EHRLICHE ANTWORTEN AUF FRAGEN zu CORONA

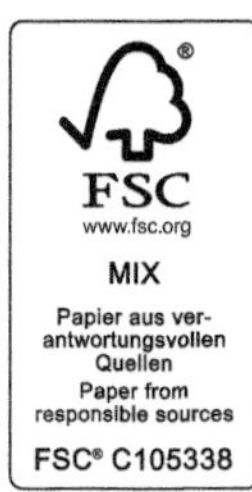

eBOOK: 978-3-9525605-0-1
Print: 978-3 7557948-8-2

Ehrliche Antworten auf Fragen zu Corona
Dr. Hans-Christian Meyer
1.Auflage 2022

Umschlaggestaltung : Cutting Edge Studio
Bildnachweis : Depositphotos
Formatierung : Arjen Broeze, Kingfisher Design
Lektorat : derletzteschliff.de
Herstellung und Verlag: BoD - Books on Demand, Norderstedt

EHRLICHE ANTWORTEN AUF FRAGEN zu CORONA

Delta, Omikron und nun?
Wege aus der Pandemie
einfach erklärt!

APOTHEKER DR. HANS-CHRISTIAN MEYER

Inhaltsverzeichnis

Vorwort

Das Coronavirus beschäftigt die Welt seit Anfang des Jahrzehnts – und es scheint kein Ende in Sicht. Es sieht so aus, dass wir uns darauf einrichten müssen, mit dem Virus zu leben.

Die Hoffnung, dass mit dem Beginn von Impfkampagnen schnell eine Herdenimmunität – und damit eine Rückkehr zur Normalität – erreicht werden kann, schwindet. Neue Virusvarianten werden entdeckt und deren Auswirkungen auf den Verlauf der Pandemie sind unklar.

Die Unsicherheit in der Bevölkerung ist groß. Viele wissen nicht, wie sie sich konkret verhalten sollen. Die öffentliche Diskussion fokussiert sich im Wesentlichen auf den Umgang mit Ungeimpften. Eine echte Aufklärung über die Risiken einer Covid-19 Infektion findet nicht statt. Viele Menschen suchen nach einer objektiven Information über die Qualität von Impfstoffen und Arzneimitteln, Nutzen und Risiken einer Impfung oder nach dem Sinn von Verhaltensregeln – und finden keine leicht verständlichen Antworten. Im Internet gibt es widersprüchliche und leider auch viele unwahre Aussagen. Vorhandene Bücher zu dem Thema sind schwer verständlich, da sie meist medizinisch-biologische Grundkenntnisse voraussetzen und viele Fachbegriffe verwenden.

Als Apotheker werde ich aus dem Bekanntenkreis mit Fragen zu Corona konfrontiert. Ich habe mich entschieden, dieses Buch zu schreiben, um jedem im deutschsprachigen Raum klare Antworten in leicht verständlicher Sprache zu bieten.

Dieses Buch richtet sich an Personen in Deutschland, Österreich und der Schweiz.

Natürlich soll und kann es eine persönliche Beratung durch einen Arzt oder Apotheker nicht ersetzen. Im Falle von Unklarheiten ist grundsätzlich zu empfehlen, Kontakt mit der lokalen Corona-Hotline, einem Arzt oder Apotheker aufzunehmen.

1

Die Corona-Infektion – und der Umgang damit

1.1 Was ist eine Covid-19 (Corona-) Infektion?

Eine Covid-19 Infektion, auch Corona-Infektion genannt, ist eine Infektion mit dem SARS-CoV-2 Virus. SARS-CoV-2 ist die Abkürzung für «severe acute respiratory syndrome coronavirus 2», was so viel bedeutet wie «schweres akutes Atemwegssyndrom – Coronavirus 2».

Coronaviren sind eine seit den 1960er Jahren bekannte Virusfamilie, welche bei Vögeln und Säugetieren weit verbreitet ist. Der Name bezieht sich auf das Erscheinungsbild der Viren unter dem Mikroskop, welches an eine Krone erinnert (Corona ist das lateinische Wort für Krone).

Verschiedene Typen von Coronaviren wurden im Menschen nachgewiesen. Es gilt als bestätigt, dass diese Viren Erkältungskrankheiten (in Einzelfällen aber auch schwere Lungenentzündungen) auslösen können.

Der bisher bekannteste Vertreter der Gruppe der Coronaviren war SARS-CoV (nun üblicherweise SARS-CoV-1 genannt), der Auslöser der Krankheit SARS, welcher eine Pandemie in den Jahren 2002/2003 verursachte (ca. 25 Länder waren betroffen).

Um sich vermehren zu können, muss ein Virus in eine Zelle eindringen können. Das SARS-CoV-2 Virus verwendet beim Menschen das Enzym «ACE-2[1]» als Rezeptor zum Eindringen in die Wirtszellen. Da dieses Enzym nicht nur besonders häufig in den Atemwegen, sondern auch in anderen Organen wie Herzmuskel, Darm und Niere vorkommt, können komplexe Krankheitsbilder beim Auftreten einer Infektion entstehen. Eine Covid-19 Infektion als reine Lungenerkrankung zu bezeichnen, ist also nicht richtig.

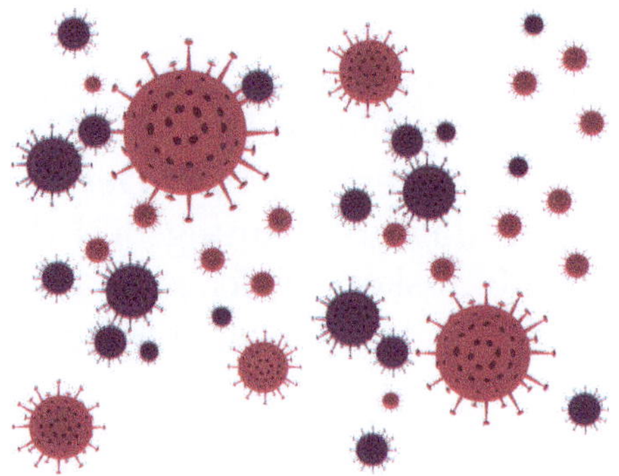

Eine Corona-Infektion ist eine Infektion mit dem SARS-CoV-2 Virus

---

1   ACE = «Angiotensin-Converting Enzyme»; dieses Enzym wandelt das Prohormon Angiotensin I in das Hormon Angiotensin II um und ist dadurch u.a. an der Regulation des Blutdrucks beteiligt

1.2 Wie wird das Coronavirus übertragen?

Eine Übertragung des Virus SARS-CoV-2 erfolgt hauptsächlich über die Luft («Tröpfcheninfektion»). Infizierte Personen geben mit jedem Atemzug virushaltige Partikel an die Luft ab. Diese virushaltigen Partikel können von anwesenden Personen eingeatmet werden, solange sich diese Partikel in der Luft befinden. Bei Kontakt der Viren mit den Schleimhäuten oder der Lunge kann dann eine Infektion erfolgen.

Das Übertragungsrisiko hängt neben der Größe der virushaltigen Partikel auch von der Umgebung ab. Grundsätzlich ist ein Infektionsrisiko im Freien (wegen der dort herrschenden Luftbewegung und der damit einhergehenden Verdünnung) deutlich geringer als in geschlossenen Räumen. Daher wird in geschlossenen Räumen regelmäßige Durchlüftung zur Minderung des Infektionsrisikos empfohlen.

Grundsätzlich gilt, dass kleinere Partikel (Aerosole) länger in der Luft verbleiben als größere Partikel (Tröpfchen). Durch bestimmte Vorgänge wie Husten oder Niesen, aber auch durch Singen oder lautes Sprechen, steigt der Anteil kleiner Aerosolpartikel – und damit das Infektionsrisiko.

Neben der Übertragung durch die Luft ist eine Übertragung des SARS-CoV-2 Virus durch Oberflächen, zu welchen eine infizierte Person Kontakt hatte, möglich («Schmierinfektion»). Zur Dauer des Überlebens von Viren auf Oberflächen gibt es unterschiedliche Aussagen. Einige Quellen sprechen sogar von einer Überlebensdauer von «mehreren Tagen», welche unter bestimmten Bedingungen erreicht werden kann. Für eine Infektion ist aber eine Mindestkonzentration an Viren erforderlich, welche nach mehreren Tagen kaum noch vorkommen kann. Es ist hierbei auch zu beachten, dass ein bloßer Kontakt mit Viren, welche sich auf einer Oberfläche befinden, nicht direkt zu einer Infektion führen kann. Hierzu müssen die Viren in der Regel zunächst auf Schleimhäute gelangen. Dies kann z. B. dadurch erfolgen, dass man mit seiner Hand den Mund, Augen oder Nase berührt.

Naturgemäß ist eine weitere Übertragungsquelle der direkte Kontakt mit einer infizierten Person, z. B. beim Händeschütteln oder Küssen (dies ist auch eine «Schmierinfektion»). Hier gilt ebenfalls, dass eine Infektion in der Regel erst dann erfolgt, wenn Viren in Kontakt mit den Schleimhäuten kommen. Das Berühren der eigenen Augen, der Nase oder des Mundes erhöht somit das Infektionsrisiko.

Daneben gibt es vereinzelt Berichte zu einer Übertragung des Virus über die Toilette oder durch Rohkost. Nach meinem Kenntnisstand gibt es aber keine nachgewiesenen Fälle dieser Übertragungswege.

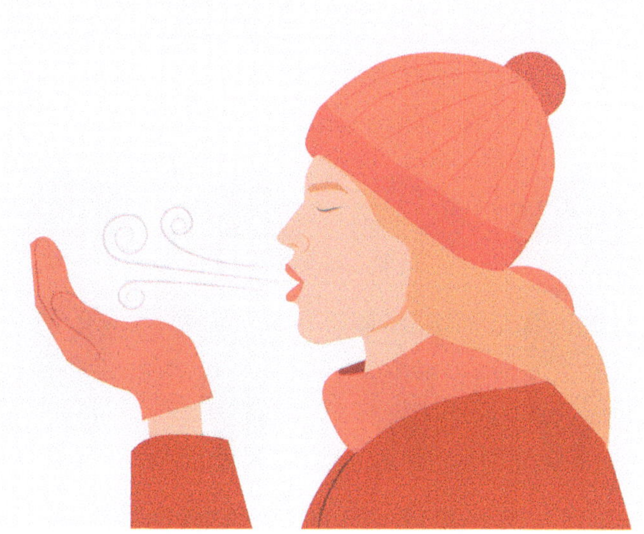

Infizierte Personen geben mit jedem Atemzug virushaltige Partikel an die Luft ab.

1.3 Welche Symptome hat eine Corona-Infektion?

Nach einer Infektion mit dem Coronavirus dauert es durchschnittlich fünf Tage, bis die ersten Krankheitssymptome auftreten. Es wurden aber auch schon Inkubationszeiten (Zeitraum zwischen der Infektion und dem Auftreten erster Symptome) von 14 Tagen und mehr beobachtet.

Die häufigsten Anzeichen sind Husten, Schnupfen und Fieber. Daneben werden Beeinträchtigungen des Geruchs- und Geschmackssinns, Atembeschwerden, Halsschmerzen, Kopfschmerzen, Gliederschmerzen und allgemeine Mattheit beschrieben. In selteneren Fällen werden Probleme im Magen-Darm-Bereich, des Herz-Kreislauf-Systems oder anderer innerer Organe genannt.

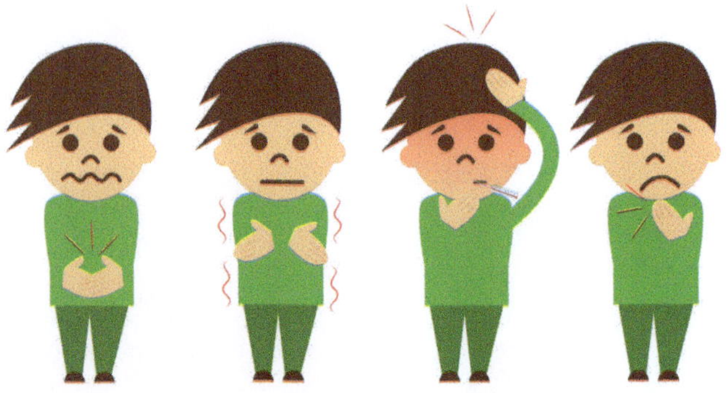

Eine Corona-Infektion kann sehr unterschiedliche Symptome zeigen.

Da die Symptome einer Corona-Infektion recht unterschiedlich sind, ist eine Selbstdiagnose nicht möglich. Bei Verdacht auf eine Corona-Infektion wird daher dringend empfohlen, einen Test durchzuführen. Informationen hierzu können Sie telefonisch bei Ihrem Hausarzt oder über Ihre lokale Corona-Hotline einholen.

1.4 Wie verhalte ich mich, wenn ich Symptome einer Corona-Infektion zeige?

Zunächst einmal sollte man Ruhe bewahren. Zahlreiche Symptome können auf eine Corona-Infektion hindeuten, z. B. Husten, Schnupfen, Halsschmerzen, Kurzatmigkeit, eingeschränkter Geruchs- und Geschmackssinn, Magen-Darm-Probleme und Kreislaufprobleme. Jedes dieser Anzeichen kann aber auch eine andere Ursache als eine Corona-Infektion haben.

Zur Abklärung der Sachlage ist die Durchführung eines Corona-Tests dringend erforderlich. Bitte beachten Sie, dass Sie andere Personen anstecken können, falls Sie tatsächlich mit dem Coronavirus infiziert sind. Fahren Sie daher nicht einfach zum nächstgelegenen Testzentrum, sondern setzen Sie sich zur Abstimmung der weiteren Vorgehensweise mit Ihrem Hausarzt oder mit zuständigen Personen über Ihre lokale Corona-Hotline in Verbindung.

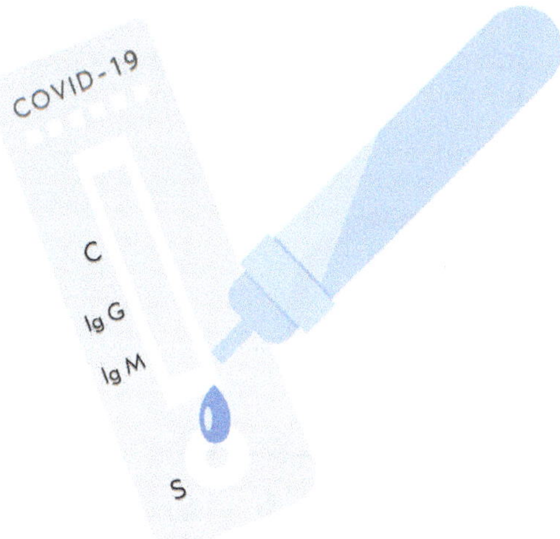

Bei verdächtigen Symptomen muss ein Coronatest durchgeführt werden.

1.5 Ab wann kann ich andere Personen mit dem Coronavirus anstecken?

Die Inkubationszeit (Zeitraum zwischen der Infektion und dem Auftreten erster Symptome) beträgt im Durchschnitt fünf Tage. Das Auftreten erster Merkmale kann aber auch deutlich früher (nach ca. drei Tagen) oder später (bis zu 14 Tagen und mehr) erfolgen. Zudem ist zu beachten, dass zahlreiche Infektionen ohne das Auftreten von Symptomen erfolgen.

Wichtig ist hierbei zu beachten, dass man bereits vor dem Auftreten erster Krankheitsanzeichen andere Menschen anstecken kann. Dieser Zeitraum ist individuell von Person zu Person unterschiedlich, sodass es hierzu keine klaren Aussagen gibt. Man kann aber davon ausgehen, dass man mindestens zwei Tage vor dem Auftreten der ersten Symptome andere Personen anstecken kann.

Man kann andere Personen anstecken, auch wenn man noch keine Krankheitssymptome zeigt.

1.6 Wie verhalte ich mich, wenn ich positiv auf das Coronavirus getestet wurde?

Bei einem positiven Testergebnis (bestätigt durch PCR-Test) besteht kein Grund zur Panik. Man muss sich dann allerdings sofort in Isolation (nach Hause) begeben. Benutzen Sie hierzu möglichst keine öffentlichen Verkehrsmittel. Dies gilt auch für vollständig Geimpfte, Genesene und Personen ohne Krankheitssymptome, da diese bei einem positiven Testergebnis auch ansteckend sind. Zusätzlich müssen Sie Ihre Kontaktpersonen der letzten fünf Tage (oder falls schon länger Symptome vorliegen, Kontaktpersonen bis zwei Tage vor dem Auftreten der ersten Symptome) umgehend informieren. Dies schließt insbesondere alle Mitglieder Ihres Haushalts mit ein.

Im Regelfall wird die zuständige Behörde Kontakt zu Ihnen aufnehmen und Detailfragen klären. Falls dies nicht erfolgt, sollten Sie selbst Kontakt zur zuständigen Behörde aufnehmen oder Ihre lokale Corona-Hotline anrufen. Falls Sie mit einem Antigen-Schnelltest positiv getestet wurden, sollten Sie mit der Behörde die Möglichkeit der Überprüfung des Testergebnisses durch einen PCR-Test abklären.

Grundsätzlich gilt[2]:

- Eine Isolation sollte zu Hause stattfinden – während der Zeit der Isolation dürfen Sie Ihre Wohnung nicht verlassen. Nur wenn schwere Symptome vorliegen, wird die Isolation im Krankenhaus erfolgen.

- Die Dauer der Isolation ist regional unterschiedlich geregelt – nähere Auskunft hierzu erhalten Sie von der zuständigen Behörde. Wenn keine Krankheitssymptome vorliegen, beträgt die Dauer der Isolation in der Regel 5 bis 14 Tage.

- Wenn Krankheitssymptome vorliegen, wird die Isolation üblicherweise 48 Stunden nach dem Verschwinden der Symptome beendet, sofern seit dem Auftreten der ersten Auffälligkeiten mindestens 10 Tage vergangen sind (es gibt lokal auch andere Regelungen). Das Verbleiben leichter Symptome wie Einschränkungen des Geruchs- oder Geschmackssinns oder leichter Husten kann dabei toleriert werden.

- Die Isolation endet nicht automatisch, sondern in Abstimmung mit der zuständigen Behörde.

- Bei Beendigung der Isolation muss ein PCR-Test durchgeführt werden, um die Ausheilung der Krankheit zu bestätigen.

- Während der Isolation ist ein Kontakt zu anderen Menschen und Haustieren zu unter-

---

2 Die Bestimmungen werden von den Behörden regelmäßig überarbeitet und sind regional unterschiedlich.

lassen. Hierzu sollten Sie sich in einem festgelegten Zimmer, welches nur von Ihnen genutzt wird, aufhalten und Regelungen mit anderen Mitbewohnern zur Nutzung des Badezimmers sowie zur Versorgung mit Nahrungsmitteln treffen. Nach dem Besuch des Badezimmers sind die Hände gründlich zu waschen; das Badezimmer ist gründlich zu reinigen und wenn möglich auch zu desinfizieren.

Auf die Einhaltung der bekannten Hygieneregeln wie regelmäßiges Lüften, Einhaltung des Mindestabstands von 1,5 m, Maskentragen etc. ist besonders zu achten.

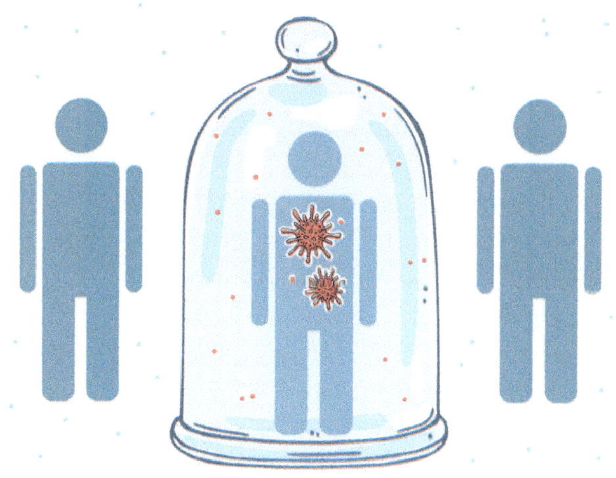

Eine Person, die mit einem PCR-Test positiv auf das Corona Virus getestet wurde, muss in Isolation.

1.7 Wie verhalte ich mich, wenn ich Kontakt mit einer positiv getesteten Person hatte?

Zunächst stellt sich die Frage, wann Sie Kontakt mit der positiv getesteten Person hatten. Eine Ansteckungsgefahr besteht im Regelfall im Zeitraum von zwei Tagen vor Symptombeginn bis zehn Tage nach dem Auftreten der ersten Symptome. Wenn Sie in diesem Zeitraum Kontakt mit der infizierten Person hatten, könnten Sie sich angesteckt haben. Bitte beachten Sie, dass zur weiteren Vorgehensweise in diesem Fall regional unterschiedliche Regelungen gelten. Falls Sie nicht genesen oder geimpft sind (mit gültigem Zertifikat)[3], ist die Kontaktaufnahme mit der zuständigen Behörde oder Ihrer lokalen Corona-Hotline erforderlich.

Allgemein gilt, dass von einer hohen Ansteckungsgefahr auszugehen ist, wenn im genannten Zeitraum ein enger Kontakt mit der infizierten Person bestand. Die Faustformel besagt, dass ein Kontakt als «eng» gilt, wenn Sie über einen Zeitraum von mindestens 10 Minuten (an einem Tag) einen Abstand von weniger als 1,5 m ohne Schutzmaßnahmen (also z.B. ohne Masken oder Trennwände) hatten. Bitte beachten Sie, dass diese Angaben nur als Richtwert dienen können, da auch weitere Faktoren wie die genaue Art des Kontaktes, Raumtemperatur, Luftfeuchtigkeit

---

3   Bei bestimmten SARS-CoV-2 Subtypen kann auch für Geimpfte und Genesene eine Quarantäne erforderlich sein.

und -bewegung eine Rolle spielen. Wenn eine Person, welche in Ihrem Haushalt lebt, positiv getestet wurde, liegt in jedem Fall ein enger Kontakt vor.

Wegen der hohen Ansteckungsgefahr wird üblicherweise bei einem engen Kontakt eine häusliche Quarantäne für einen bestimmten Zeitraum (meist 5-14 Tage) von der zuständigen Behörde verhängt. Ausnahmen gelten für vollständig Geimpfte und Genesene, sofern sie keine Symptome zeigen.

Während der häuslichen Quarantäne darf man seine Wohnung nicht verlassen und auch keinen Besuch empfangen. Selbstverständlich sollte man den entsprechenden Abstand zu Mitbewohnern einhalten und die üblichen Hygieneregeln beachten (Mundschutz, Händewaschen und -desinfektion, regelmäßiges Lüften u.s.w.). Die Vorgehensweise zur Beendigung der Quarantäne sollte in Abstimmung mit der zuständigen Behörde erfolgen. Meist ist hierfür ein negatives Testergebnis eine Voraussetzung.

Bei einem nicht-engen Kontakt wird üblicherweise keine Quarantäne empfohlen.

Wichtig ist zu verstehen, dass man sich auch infiziert haben könnte, wenn man nicht in Quarantäne muss. Dies gilt auch für vollständig Geimpfte und Genesene. Daher sollte man seinen eigenen Gesundheitszustand besonders kritisch beobachten und beim Auftreten erster Anzeichen einen Test durchführen. Kontakte sollten, soweit möglich, vermieden werden; falls möglich sollte man freiwillig zu Hause bleiben und auch von zu Hause aus arbeiten («home office»). Auch im häuslichen Bereich sind die bekannten Hygieneregeln (Mindestabstand, Masken tragen, Händewaschen, Desinfektionsmaßnahmen, Lüften) zu beachten.

1.8 Was ist der Unterschied zwischen Quarantäne und Isolation?

Eine Person, welche nachweislich mit SARS-CoV-2 infiziert ist, muss in Isolation (behördlich angeordnete Maßnahme). Der Nachweis der Infektion wird üblicherweise durch einen positiven PCR-Test erbracht. Dies gilt auch für geimpfte oder genesene Personen.

Eine Person muss in Quarantäne, wenn:

- sie einen engen Kontakt mit einer infizierten Person hatte[4]

  oder

- sie aus einem Risikogebiet (bzw. Gebiet mit besorgniserregenden Virusvarianten) einreist.

Ausnahmen gelten regional und für Genesene oder vollständig geimpfte Personen.

Zudem wird eine Quarantäne beim Auftreten von verdächtigen Krankheitssymptomen emp-

---

4 Ein Kontakt gilt als eng, wenn über einen Zeitraum von mindestens 10 Minuten (an einem Tag) ein Abstand von 1,5 m nicht eingehalten wurde und keine Masken getragen wurden.

fohlen. In diesem Fall sollte die weitere Vorgehensweise mit einem Arzt oder über die lokale Corona-Hotline abgestimmt werden.

Isolation wird somit angeordnet, wenn sicher eine Infektion mit dem Coronavirus vorliegt. Bei begründetem Verdacht auf eine Infektion erfolgt eine Quarantäne.

In beiden Fällen könnte die betroffene Person andere anstecken.

Daher gilt für Personen in Quarantäne oder in Isolation:

- Begeben Sie sich umgehend nach Hause, benutzen Sie hierfür möglichst keine öffentlichen Verkehrsmittel.

- Informieren Sie umgehend alle Mitglieder Ihres Haushalts.

- Beachten Sie strikt das «AHA-Prinzip» (Abstand halten, allgemeine Hygiene beachten, im Alltag Maske tragen)

- Wenn möglich, richten Sie in Ihrer Wohnung ein separates Zimmer zur alleinigen Nutzung ein, idealerweise mit einem separaten Badezimmer. Nehmen Sie in diesem Zimmer auch Ihre Mahlzeiten ein.

- Falls Sie ein Gemeinschaftsbad nutzen, ist es wichtig, dass dieses nach jeder Nutzung gründlich gereinigt und desinfiziert wird.

- Empfangen Sie keinen Besuch von Personen, welche nicht in Ihrem Haushalt leben.

- Achten Sie in der Wohnung auf regelmäßiges Lüften.

- Beachten Sie die Anweisungen der für Sie zuständigen Gesundheitsbehörde.
- Beachten Sie, dass sich auch Mitglieder Ihres Haushaltes, welche nicht in Quarantäne müssen, angesteckt haben könnten. Diese sollten daher auch die Wohnung nur im Ausnahmefall verlassen und dann auf strikte Einhaltung des «AHA-Prinzips» achten

Für Personen in Isolation gilt zusätzlich:

- Informieren Sie Ihre engen Kontaktpersonen der letzten fünf Tage (oder falls schon längere Zeit Krankheitssymptome vorliegen, Kontaktpersonen bis zwei Tage vor dem Auftreten der ersten Beschwerden). Diese Personen müssen umgehend einen Test durchführen.
- Nehmen Sie Kontakt zu Ihrer lokalen Gesundheitsbehörde zur Abstimmung der weiteren Schritte auf.
- Die Isolation endet nicht automatisch, sondern nur durch eine Bestätigung der Behörde.

Voraussetzung für ein Ende der Isolation ist in der Regel ein negativer PCR-Test.

Alle Personen, welche in einem Haushalt mit einer Person in Quarantäne oder Isolation leben, müssen Ihren Gesundheitszustand kritisch beobachten. Bei ersten Anzeichen einer möglichen Infektion sollte umgehend der Hausarzt oder eine zuständige Person über die lokale Corona-Hotline kontaktiert werden.

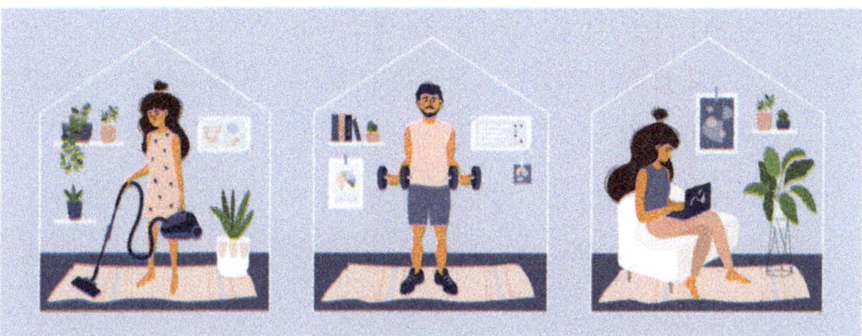

Vorsicht bei Quarantäne oder Isolation: Auch wenn man keine Symptome zeigt, könnte man Andere anstecken. Der Kontakt zu anderen Personen ist daher zu vermeiden.

1.9 Wie verhalte ich mich, wenn eine Person in meinem Haushalt in Isolation ist?

Eine Person muss dann in Isolation, wenn sie positiv auf das Coronavirus getestet wurde. Es besteht jedoch kein Grund zur Panik. Es müssen aber klare Verhaltensregeln von jedem Haushaltsmitglied eingehalten werden.

Da naturgemäß ein besonders enger Kontakt zwischen allen Haushaltsmitgliedern besteht, kann jede Person im Haushalt bereits infiziert worden sein – dies gilt auch für Geimpfte und Genesene.

Folgende Punkte sind zu beachten:

- Die in Isolation befindliche Person sollte ein separates Zimmer zur alleinigen Nutzung haben und in diesem Zimmer sollten auch die Mahlzeiten eingenommen werden. Die isolierte Person darf dieses Zimmer nur zur

Nutzung des Badezimmers verlassen (sofern dem Zimmer kein eigenes Badezimmer zugeordnet ist).

- Andere Haushaltsmitglieder als die isolierte Person sollten dieses Zimmer keinesfalls betreten.

- Ein Kontakt zur isolierten Person ist zu vermeiden. Auf das Einhalten der üblichen Hygieneregeln wie das Einhalten eines Mindestabstands, das Tragen von Masken, regelmäßiges Händewaschen und regelmäßiges Lüften ist zu achten.

- Zwischen allen Haushaltsmitgliedern sind Kontakte auf ein Minimum zu beschränken. Die gemeinsame Nutzung von Geschirr, Handtüchern etc. ist zu vermeiden.

- Es sind klare Regelungen zur Nutzung des Badezimmers zu treffen. Wenn das Badezimmer von mehreren Personen genutzt werden muss, sollte jede Person das Badezimmer nach dem Gebrauch reinigen und desinfizieren.

- Besonders gefährdete Haushaltsmitglieder (z. B. ältere Personen) sollten möglichst auch ein separates Zimmer nutzen.

- Nicht-geimpfte oder genesene Personen müssen meist in Quarantäne und dürfen dann die Wohnung ebenfalls nicht verlassen. Diese Personen müssen Kontakt zur zuständigen Behörde oder über die Corona-Hotline aufnehmen.

- Da auch geimpfte oder genesene Personen infiziert sein könnten, sollten diese nach Möglichkeit ebenfalls die Wohnung nicht verlassen. Falls dies unabdingbar ist, müssen diese Personen das «AHA-Prinzip» streng einhalten.

- Essen/Nahrungsmittel sollten von einem Lieferservice vor die Tür geliefert werden.

- Während der Isolation darf niemand im Haushalt Besuch empfangen.

- Jedes Haushaltsmitglied sollte seinen eigenen Gesundheitszustand kritisch überprüfen. Beim Auftreten von Krankheitssymptomen muss ein Test durchgeführt werden.

Eine Person in Isolation darf die Wohnung nicht verlassen. Dinge des täglichen Bedarfs können problemlos mit einem Lieferservice angeliefert werden. Hierbei muss ein direkter Kontakt mit dem Servicemitarbeiter vermieden werden.

1.10 Wie verhalte ich mich, wenn eine Person in meinem Haushalt in Quarantäne ist?

Eine Person, welche engen Kontakt mit einer positiv getesteten Person hatte oder aus einem Risikogebiet (bzw. Gebiet mit besorgniserregender Virusvariante) kommt, muss in Quarantäne. Zudem empfiehlt sich eine Quarantäne, wenn sich Symptome einer Corona-Infektion zeigen (in diesem Fall sollte man sich umgehend testen lassen). Es kann Ausnahmen von dieser Regel geben, z. B. für vollständig geimpfte oder genesene Personen. Die aktuellen Regelungen hierzu können bei der zuständigen Behörde oder über die lokale Corona-Hotline abgefragt werden.

Personen, welche Kontakt mit einer Person in Quarantäne hatten, müssen nicht automatisch in Quarantäne. Diese Personen sollten Ihren Gesundheitszustand dennoch kritisch auf mögliche Krankheitssymptome überprüfen und im Verdachtsfall unverzüglich einen Test durchführen.

Es ist wichtig zu verstehen, dass die in Quarantäne befindliche Person infiziert sein kann – auch wenn ein Corona-Test negativ ausfällt (siehe hierzu das Kapitel «Wie beurteilt man Corona-Tests?»). Daher ist der Kontakt mit dieser Person auf ein Minimum zu beschränken. Die empfohlenen Verhaltensweisen sind ähnlich denen, wenn sich diese Person in Isolation befindet:

- Die in Quarantäne befindliche Person sollte ein separates Zimmer zur alleinigen Nutzung haben, in diesem Zimmer sollten auch die Mahlzeiten eingenommen werden. Wenn möglich sollte der Person ein eigenes Badezimmer zugewiesen werden.

- Auf die Einhaltung des «AHA-Prinzips» (Abstand halten, Maske tragen, regelmäßiges Händewaschen, regelmäßiges Lüften) durch alle Haushaltsmitglieder ist zu achten.

- Beim Verlassen der Wohnung sollte grundsätzlich eine Maske getragen werden. Die Einhaltung eines Mindestabstands von 1,5 m zu anderen Personen ist streng zu beachten; öffentliche Verkehrsmittel sind zu vermeiden.

- Es sind klare Regelungen zur Nutzung des Badezimmers zu treffen. Jedes Haushaltsmitglied sollte das Badezimmer nach dem Gebrauch gründlich reinigen und desinfizieren.

- Die gemeinsame Nutzung von Handtüchern, Geschirr etc. ist zu vermeiden.

- Besonders infektionsgefährdete Personen, z. B. ältere Menschen, sollten besonders geschützt werden. Idealerweise sollten diese Personen auch ein separates Zimmer nutzen.

- Während der Quarantäne darf der Haushalt keinen Besuch empfangen.

Bitte beachten Sie: die in Quarantäne befindliche Person darf die Wohnung nur im Notfall

(z. B. für einen Arztbesuch) verlassen. In diesem Fall ist die zuständige Gesundheitsbehörde zu informieren.

1.11 Was muss ich als Tierhalter beachten?

Es gibt nachgewiesene Fälle von Corona-Infektionen bei Tieren, z. B. bei Hunden und Katzen.

Kann ich mein Haustier anstecken?

Das Risiko, dass infizierte Personen Tiere anstecken können, wird insgesamt als gering eingestuft. Als Hauptübertragungsquelle wird der direkte Kontakt mit Mund oder Nase des Tieres angenommen. Daneben ist auch eine Übertragung durch die Luft möglich. Infizierte Tiere zeigen in der Regel nur leichte Symptome einer Erkrankung; Todesfälle durch eine Corona-Infektion bei Tieren wurden bisher nicht gemeldet.

Kann ich von meinem Haustier angesteckt werden?

Die Übertragung des Virus von Haustieren oder Nutztieren auf den Menschen wurde bisher nicht nachgewiesen. Man geht hier von einem sehr geringen Infektionsrisiko aus.

Wie verhalte ich mich als Tierhalter, wenn ich an Covid-19 erkrankt bin?

Im Falle einer Erkrankung sollte der Kontakt

mit dem Tier auf ein Minimum beschränkt werden (kein Kuscheln und Streicheln); die Einhaltung des AHA-Prinzips (Mindestabstand von 1,5 m, Hygiene beachten, Maske tragen) wird empfohlen.

Wie gehe ich mit meinem Tier um, wenn es an Covid-19 erkrankt ist?

Dies ist kein Grund zur Panik. Das Tier sollte nach Möglichkeit die Wohnung nicht verlassen, Hunde sollten nur angeleint und für kurze Zeit Gassi gehen. Der Kontakt mit dem Tier ist auf ein Minimum zu beschränken, kuscheln und streicheln ist zu unterlassen. Die Einhaltung des AHA-Prinzips (Mindestabstand 1.5 m, Hygiene beachten, Maske tragen) ist geboten. Selbstverständlich muss das Tier mit allem Notwendigen (z. B. Nahrung, Wasser) angemessen versorgt werden.

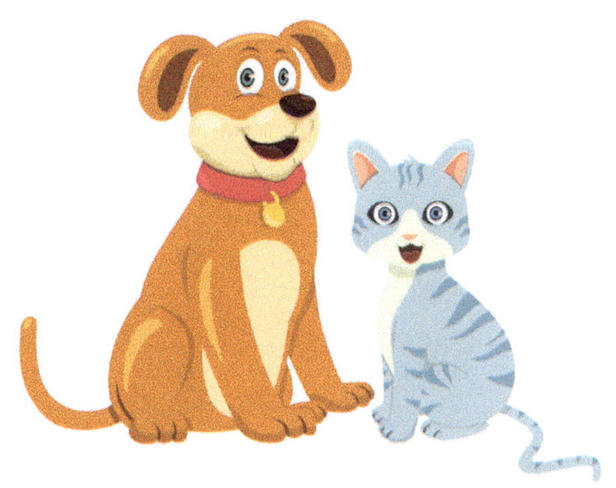

Auch Haustiere können mit dem Coronavirus infiziert werden.

1.12 Kann ich mich durch eine gezielte Ernährung vor einer Corona-Infektion schützen?

Im Internet findet man Empfehlungen, wie man sich durch Zufuhr bestimmter Nahrungsmittel vor einer Corona Infektion schützen kann.

Diese Aussagen sind allerdings **nicht** korrekt. Eine Corona-Infektion ist eine ernste Viruserkrankung, vor der man sich nicht durch eine besondere Ernährung schützen kann.

Es ist zwar zutreffend, dass durch eine ausgewogene Auswahl von Nahrungsmitteln das Immunsystem allgemein gestärkt werden kann. In diesem Zusammenhang ist besonders der Verzehr von Salat, Gemüse und Fisch zu empfehlen. Auch frisches Obst ist ein wesentlicher Bestandteil einer gesunden Ernährung.

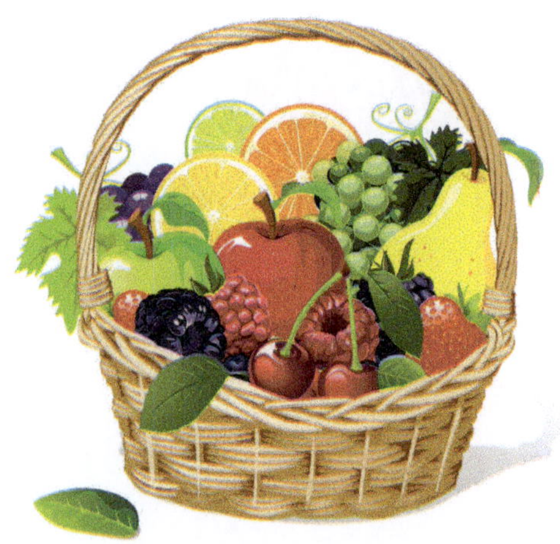

Leider bietet Obst keinen Schutz vor einer Corona-Infektion.

1.13 Was ist ein «Superspreader»?

Superspreader bedeutet «Superverbreiter» und bezeichnet Personen, die besonders viele andere Menschen mit dem Coronavirus anstecken. Aktuelle Untersuchungen unterstützen die Vermutung, dass die Mehrzahl der Infektionen von wenigen infizierten Personen übertragen wird. Der Grund hierfür ist unklar; es wird aber vermutet, dass diese Personen eine besonders hohe Anzahl von Aerosolen beim Ausatmen erzeugen. Das Coronavirus ist in diesen Aerosolpartikeln eingekapselt und kann so relativ große Entfernungen (über 1,5 m) zurücklegen.

Diese Personen zeigen im Regelfall keine oder nur schwache Krankheitssymptome und fühlen sich fit. Es ist daher kaum möglich, Superspreader zu erkennen, bevor sie andere Personen angesteckt haben.

Der einzige Schutz vor Superspreadern ist die strikte Einhaltung der AHA-Regeln (Abstand halten, Hygiene beachten, im Alltag Maske tragen).

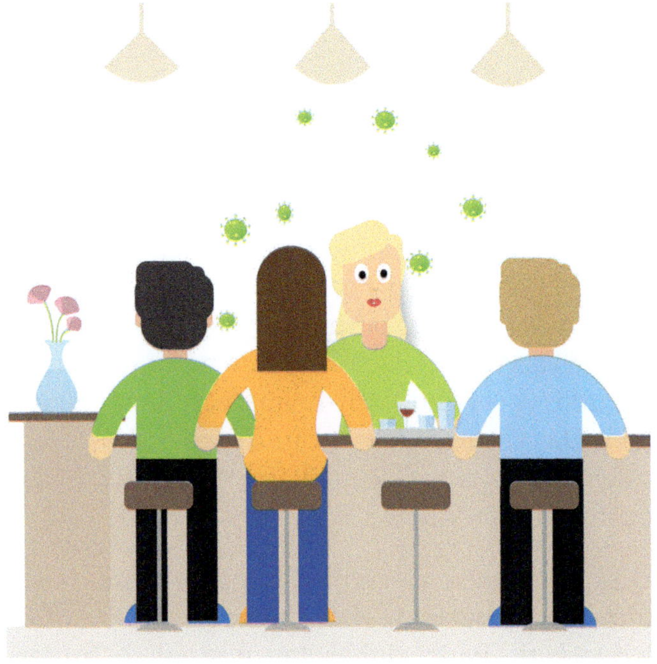

Superspreader zeigen meist keine oder nur geringe Symptome.

1.14 Was ist «Long Covid»?

Nach einer Corona Infektion gibt es das Phänomen, dass einzelne Personen über einen längeren Zeitraum Krankheitssymptome aufweisen, dies betrifft auch Patienten mit mildem Krankheitsverlauf. Man bezeichnet dies als «Long Covid», wenn die Beschwerden länger als 4 Wochen nach dem Ende der Infektion auftreten. Sind die Beschwerden auch nach 12 Wochen noch nicht abgeklungen, spricht man auch von «Post Covid».

Die häufigsten «Long Covid» Symptome sind

Müdigkeit, Konzentrationsschwäche, Sprachstörungen und Atembeschwerden.

Daneben sind aber auch zahlreiche weitere Symptome wie z. B. Schlafstörungen, Kopfschmerzen, Husten, Muskelschwäche, Verlust des Geruchs- und Geschmackssinns sowie Fieberschübe bekannt geworden.

Meist verschwinden diese Symptome ohne besondere Behandlung. Da eine Corona Infektion Schäden an inneren Organen verursachen kann ist es nicht überraschend, dass auch Langzeitfolgen beobachtet werden.

Falls ein Patient den Verdacht auf «Long Covid» oder «Post Covid» Symptome hat, ist ein Arztbesuch ratsam.

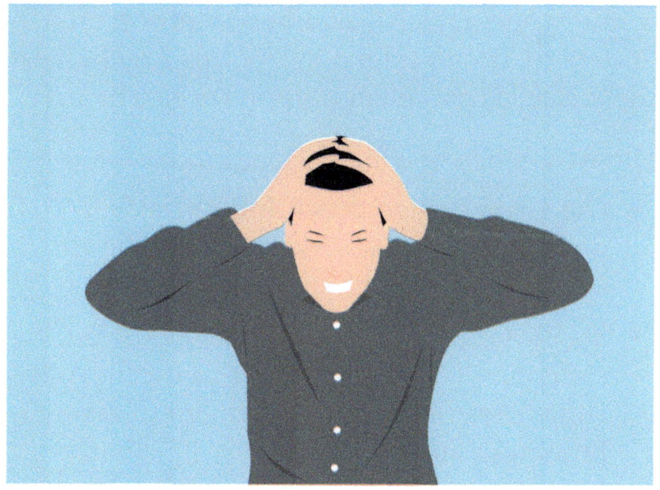

Konzentrationsschwächen sind ein häufiges Long Covid Symptom.

1.15 Ist eine Corona-Infektion vergleichbar mit einer Grippe?

Als Anfang 2020 die ersten Berichte über die Ausbreitung einer neuartigen Corona-Infektion erschienen, wurde diese häufig mit einer Grippe verglichen.

Ursache hierfür waren:

- Zunächst wurde angenommen, dass eine Corona-Infektion eine reine Atemwegserkrankung ist.
- Die Hauptübertragungswege sind ähnlich (Übertragung durch Tröpfchen oder Aerosole in der Luft).
- Die Gruppe der Risikopatienten ist ähnlich.

Mittlerweile liegen detaillierte Informationen zu einer Corona-Infektion vor. Im Ergebnis ist diese NICHT mit einer Grippe vergleichbar.

Die wesentlichen Unterschiede sind:

- Die Grippe wird durch Influenzaviren ausgelöst – die Corona-Erkrankung durch SARS-CoV-2 Viren.
- Da die Grippe schon viele Jahre existiert, besteht eine Grundimmunität in der Bevölkerung. Dies ist bei der neuartigen Corona-Erkrankung nicht der Fall.
- Die Inkubationszeit (Zeit zwischen der Infektion und dem Auftreten erster Symptome) ist bei der Corona-Infektion länger (bis

zu 14 Tage) als bei der Grippe (ca. 2 Tage).

- Durch die längere Inkubationszeit bei der Corona-Erkrankung ist das Risiko der Ausbreitung einer Infektion höher, da sich Personen während der Inkubationszeit nicht krank fühlen (und daher nicht wissen, dass Sie das Virus übertragen können).

- Während die Grippe im Wesentlichen eine Lungenerkrankung ist, kann die Corona-Infektion auch andere Organe wie Herz, Darm und Nieren befallen.

- Bei der Corona-Erkrankung sind Langzeitfolgen («Long Covid / Post Covid») bekannt – bei der Grippe kennt man dieses Phänomen nicht.

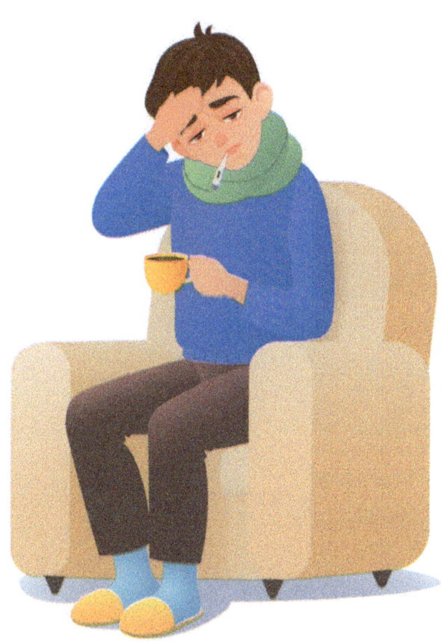

Eine Corona Infektion ist nicht vergleichbar mit einer Grippe.

2

Epidemie und Pandemie: Ist ein Ende in Sicht?

2.1 Was ist der Unterschied zwischen einer Epidemie und einer Pandemie?

Unter einer Pandemie versteht man die weltweite Ausbreitung einer Infektionskrankheit. Eine Epidemie ist dagegen auf eine bestimmte Region begrenzt.

Jede Infektionskrankheit, welche sich weltweit ausbreitet (und damit zur Pandemie wird) beginnt zunächst als Epidemie. Üblicherweise werden dann zahlreiche Maßnahmen ergriffen, um eine weitere Ausbreitung zu verhindern.

Zu diesen Maßnahmen zählen z. B. Isolation von infizierten Personen, Quarantäne für Personen mit möglicher Infektion sowie Reisebeschränkungen.

Im Zeitalter der Globalisierung, in dem Reisen über lange Strecken und für viele Menschen üblich ist, ist das Eindämmen einer Epidemie erschwert. Da jeder Reisende aus einem Infektionsgebiet möglicherweise infiziert ist und dadurch das Virus weitertragen kann, sind Tests für Flugreisende vor Antreten der Reise ein wichtiges Mittel zur Vermeidung einer weiteren Ausbreitung der Krankheit.

Das Auftreten einer Pandemie ist nicht neu – im Gegenteil: Bekannte Pandemien der Vergangenheit waren z. B. die «Spanische Grippe» (1918 bis 1920) sowie die «Schweinegrippe / Influenza A(H1N1)» (2009/2010).

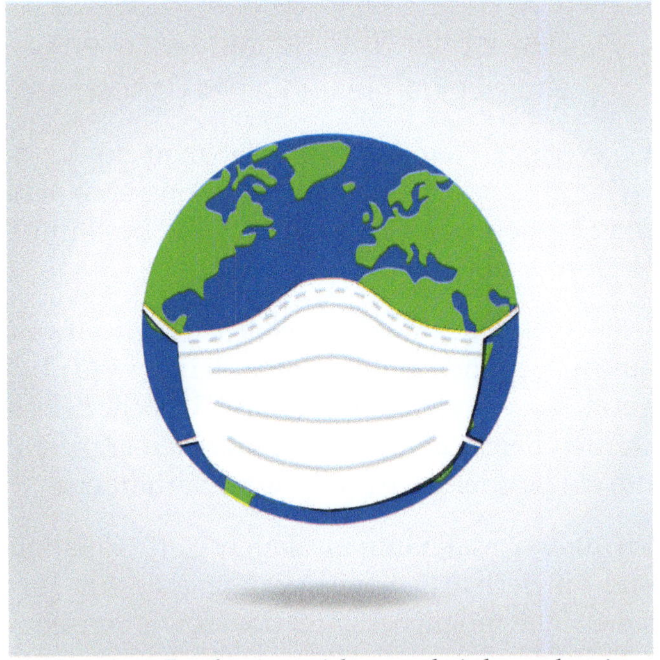

Von einer Pandemie spricht man bei der weltweiten Ausbreitung einer Infektionskrankheit.

2.2 Welche Kennzahlen zum Verlauf der Pandemie gibt es und was bedeuten diese?

Neben der täglichen Nennung der absoluten Anzahl von Neuinfektionen und Verstorbenen werden in Presseberichten häufig die Kennzahlen «R-Wert», «7-Tage-Inzidenz» und «Hospitalisierungsrate» genannt. Hieraus sollen dann Aussagen über den aktuellen Verlauf der Pandemie abgeleitet werden. Diese Kennzahlen hängen von verschiedenen Faktoren ab, wie Meldeverhalten (Meldungen zu Infektionen können feiertagsbedingt verzögert sein) oder Wetterveränderungen (bei schönem Wetter sinkt die Zahl von Infektionen, da Personen sich verstärkt im Freien aufhalten). Daher sollte man zur Beurteilung der Lage nie nur einen Einzelwert, sondern immer mehrere aufeinanderfolgende Werte verschiedener Kennzahlen betrachten.

- **R-Wert (= Reproduktionszahl)**: Diese Kennzahl ist ein statistischer Wert, welcher angibt, wie viele Personen ein Infizierter über eine bestimmte Zeiteinheit (bei Corona verwendet man meist einen Zeitraum von vier Tagen) ansteckt. Liegt die Reproduktionszahl über 1 breitet sich die Infektion weiter aus, ein Wert unter 1 signalisiert ein sinkendes Infektionsgeschehen. Hierbei ist zu berücksichtigen, dass diese Kennzahl eine exponentielle Größe ist: Bei einem R-Wert von 1,1 verdoppelt sich die Anzahl der Infizierten innerhalb von ca. einem Monat (wenn die verwendete Zeiteinheit vier Tage ist).

- **7-Tage-Inzidenz**: Diese Kennzahl zeigt die Anzahl infizierter Personen je 100.000 Einwohner über einen Zeitraum von sieben Tagen. Ein Wert von 50 sagt somit aus, dass sich 50 Personen je 100.000 Einwohner innerhalb einer Woche mit dem Coronavirus infiziert haben. Es gibt Diskussionen darüber, welche Inzidenzwerte als Grundlage für die Festlegung entsprechender Schutzkonzepte gelten sollten. Die Experten haben sich allerdings bisher nicht auf eine Empfehlung hierzu geeinigt, da dieser Wert allein eine zu geringe Aussagekraft hat.

- **Hospitalisierungsrate**: Diese Kennzahl gibt die Anzahl der in den letzten sieben Tagen in Krankenhäusern neu aufgenommenen Corona-Patienten je 100.000 Einwohner an. Eine Hospitalisierungsrate von 5 bedeutet, dass fünf Corona-Patienten je 100.000 Einwohner innerhalb der letzten sieben Tage neu in Krankenhäuser aufgenommen werden mussten.

Eine wesentliche Information zur Beurteilung der Lage ist auch die Anzahl von Intensivbetten. Dies ist die Anzahl von Betten auf Intensivstationen, welche für neue Covid-19 Patienten verfügbar sind. Hierzu wird ein **Intensivregister** geführt, welches die Anzahl von Intensivbetten erfasst, die für Corona-Patienten reserviert sind, und wie viele davon aktuell belegt sind.

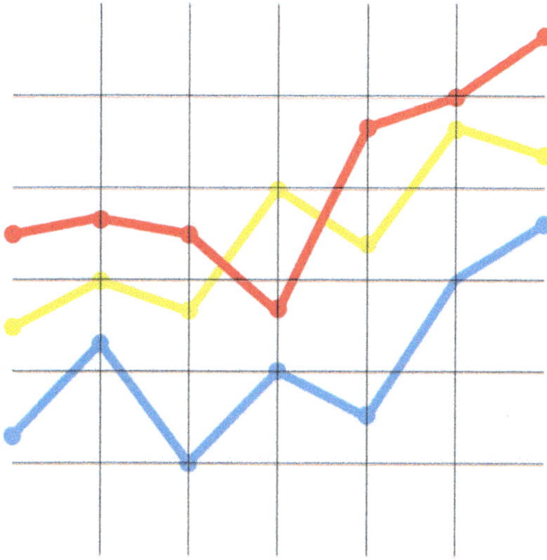

Zur Beurteilung der Lage sollte nie nur ein Einzelwert, sondern immer mehrere aufeinanderfolgende
Werte verschiedener Kennzahlen betrachtet werden.

2.3 Wann wird das Corona Virus wieder verschwunden sein?

Die Wahrheit ist: Das Virus wird nie vollständig verschwunden sein. Da es wie ein Parasit
Menschen und bestimmte Tiere befallen kann,
ist davon auszugehen, dass es immer einen Wirt
finden wird. Durch auftretende Mutationen erhöht das Virus zusätzlich seine Überlebensfä-
higkeit. Die Delta- und die Omikron-Variante
werden nicht die letzten Beispiele hierfür sein.

Dies hört sich aber schlimmer an, als es eigent-
lich ist – auch andere Viruserkrankungen wie
Masern und Mumps sind nicht vollständig verschwunden. Wichtig ist, dass die Verbreitung

des Virus so weit eingedämmt und somit die Möglichkeit, sich zu infizieren, minimiert wird, dass keine nennenswerte Gefahr mehr für Gesundheit der Gesamtbevölkerung besteht.

Deshalb wird auch immer wieder davon gesprochen, dass eine «Herdenimmunität» erreicht werden soll. Hiermit ist gemeint, dass die Zahl der vor Ansteckung geschützten Personen (immune Menschen[5]) so hoch ist, dass eine weitere Ausbreitung der Krankheit eingedämmt ist. Der Gedanke hierbei ist, dass eine infizierte Person nur noch auf immune Menschen trifft und daher der Erreger nicht mehr weitergeben werden kann.

Da es sich beim Coronavirus aber um einen neuen Virus handelt, gibt es noch keine Grundimmunität in der Bevölkerung. Diese Grundimmunität entsteht bei Virusinfektionen wie z. B. der Grippe über einen längeren Zeitraum, in dem viele Menschen infiziert oder geimpft werden und damit ihr Immunsystem auf eine Infektion durch das Virus vorbereitet ist.

Nach aktuellem Kenntnisstand ist davon auszugehen, dass eine Impfung oder eine überstandene Infektion nur eine begrenzte Zeit vor einer Infektion schützt. Wir werden uns deshalb darauf einstellen müssen, dass wir regelmäßig zu Auffrischungsimpfungen eingeladen werden, um unseren Schutz vor einer Corona-Infektion

---

5 Personen können durch Impfung oder durch eine überstandene Infektion immun werden.

zu behalten und auch hinsichtlich neuer Virusvarianten vorzusorgen.

Grundsätzlich gilt, dass sich jeder (also auch
Geimpfte und Genesene) so verhalten sollte,
dass das Risiko einer Ansteckung so gering wie
möglich gehalten wird. Hierzu zählt insbesondere die Einhaltung des «AHA-Prinzips» (Abstand halten, allgemeine Hygiene beachten, im
Alltag Maske tragen). Da Infektionen auch ohne
Krankheitssymptome verlaufen können, sind
Tests auch für Geimpfte und Genesene sinnvoll.

2.4 Ist es überraschend, dass neue Mutationen des Coronavirus auftreten?

Seit Beginn der Corona Pandemie erreichen uns
Informationen, dass neue Virusmutationen[6]
entdeckt werden.

Dies ist nichts Ungewöhnliches- sondern Teil
der Evolution. Durch Mutationen versuchen
Organismen, sich besser an die Umweltbedin-
gungen anzupassen, dies trifft auch auf das Corona Virus zu.

Das Auftreten neuer Mutationen ist z.B. bei der
Grippe (Influenza) bekannt und der Grund dafür, dass jedes Jahr neue Grippeimpfstoffe auf
den Markt kommen.

---

6   Eine Mutation ist eine zufällige Veränderung des Erbguts

Die meisten dieser Mutationen sind bedeutungslos und werden von der Öffentlichkeit nicht wahrgenommen. Wenn eine Mutation aber ein höheres Ansteckungsrisiko oder einen schwereren Krankheitsverlauf als das ursprüngliche Corona Virus (Wildtyp) aufweist, wird diese von der Weltgesundheitsorganisation (WHO) als «besorgniserregende Virusvariante» eingestuft.

Diese Erreger sind problematisch, da sie nicht nur eine höhere Ansteckungsgefahr für Ungeimpfte bedeuten, sondern auch Geimpfte und Genesene infizieren könnten. Darüber hinaus besteht ein Risiko, dass Impfstoffe gegen diese Varianten schlechter wirken.

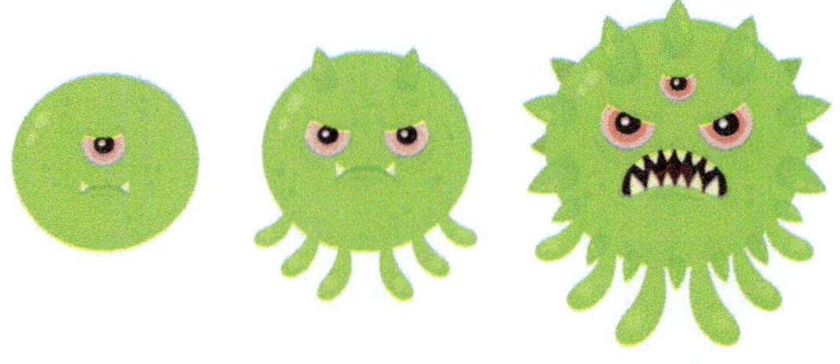

Neue Virusvarianten können ein höheres Ansteckungsrisiko aufweisen als bisher bekannte Virusvarianten.

Nach gegenwärtigem Kenntnisstand ist der Krankheitsverlauf bei geimpften Personen im Falle einer Infektion mit einer besorgniserregenden Virusvariante deutlich milder als bei Ungeimpften. Angst vor neuen Mutationen ist also kein Grund, sich nicht impfen zu lassen.

2.5 Was ist eine «besorgniserregende Virusvariante»?

Es werden regelmäßig neue Mutationen des Coronavirus beobachtet. Im Kapitel «Ist es überraschend, dass neue Mutationen des Coronavirus auftreten?» wurde beschrieben, dass diese meistens bedeutungslos sind.

Wenn aber erste Hinweise auftreten, dass eine Virusvariante besonders ansteckend sein kann oder zu schweren Krankheitsverläufen führt, wird diese von der Weltgesundheitsorganisation (WHO) als «Variante von Interesse» (Variant of Interest) eingestuft. Die weitere Ausbreitung und auch das Infektionsgeschehen im Zusammenhang mit diesem Virus steht dann unter besonderer Beobachtung.

Eine Virusvariante wird dann als «besorgniserregende Virusvariante» (Variant of Concern) eingestuft, wenn bewiesen ist, dass sie deutlich ansteckender ist oder zu schwereren Krankheitsverläufen führt als der ursprüngliche Virus (Wildtyp).

Diese Einstufung führt in der Regel zu Maßnahmen, welche die weitere Ausbreitung verhindern sollen. Hierzu zählen z.B. Kontaktbeschränkungen oder Einreisebeschränkungen für Personen, welche aus einem Gebiet mit dieser Virusvariante kommen

Die Erfahrung zeigt, dass durch diese Maßnahmen die Ausbreitung dieser Varianten nicht verhindert, sondern nur verzögert werden kann.

Dennoch sind diese Beschränkungen sinnvoll, um das Risiko einer Überlastung des Gesundheitssystems zu reduzieren.

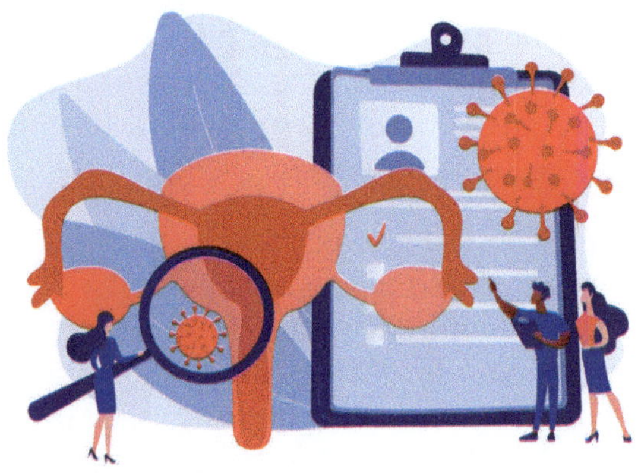

Wenn eine Virusvariante besonders ansteckend ist oder zu schweren Krankheitsverläufen führt, wird sie von der Weltgesundheitsorganisation als besorgniserregende Virusvariante eingestuft.

2.6 Warum konnte die SARS-Pandemie so viel besser als Covid-19 eingedämmt werden?

Die SARS-Epidemie brach Ende 2002 aus und wurde nach ca. 1,5 Jahren von der Weltgesundheitsorganisation (WHO) für beendet erklärt. Da SARS durch das Virus SARS-CoV-1 ausgelöst wurde, welches mit dem Virus SARS-CoV-2 (Erreger der Corona-Krankheit) verwandt ist, hoffen viele auf ein baldiges Ende der aktuellen Pandemie.

Tatsächlich konnte die Verbreitung von SARS

auf ca. 25 Länder begrenzt werden (im Wesentlichen asiatische Staaten), wobei die Zahl der bestätigten Infektionen mit ca. 8100 – und ca. 800 Todesfällen – im Vergleich zur Corona-Pandemie relativ gering ausfiel.

Die damals zur Bekämpfung von SARS eingesetzten Maßnahmen wie Isolierung, Quarantäne, Reisebeschränkungen und Kontaktrückverfolgung führten offenbar zu einer erfolgreichen Bekämpfung der Krankheit.

Der Grund, weshalb dies möglich war, stellt auch den wesentlichen Unterschied zwischen SARS und Covid-19 dar:

SARS-Patienten waren erst einige Tage nach Auftreten der ersten Krankheitssymptome ansteckend (im Regelfall sogar erst mit Auftreten starker Symptome). Somit konnten infizierte Personen relativ leicht erkannt und isoliert werden, bevor sie andere Personen anstecken konnten.

Da es bei der Corona-Krankheit viele symptomlose Patienten gibt – die sich gesund fühlen und daher nicht wissen, dass sie ansteckend sind – und auch erkrankte Menschen bereits vor dem Auftreten erster Krankheitsmerkmale andere Personen infizieren können, ist das Erkennen (und Isolieren) von infektiösen Personen nur eingeschränkt möglich.

Zusammenfassend ist die Bekämpfung des SARS-CoV-2 (Corona-) Virus weit komplizierter als die Bekämpfung von SARS-CoV-1 (SARS).

3

Hygienekonzepte: wie kann ich durch mein Verhalten das Infektionsrisiko senken?

3.1 Welchen Sinn haben Corona-Hygienekonzepte?

Ein Hygienekonzept ist eine Sammlung von Maßnahmen und Verhaltensregeln, mit denen die Gefahr einer Infektion mit dem Coronavirus deutlich gesenkt werden soll.

Eine Übertragung des SARS-CoV-2 Virus erfolgt hauptsächlich über die Luft. Daneben ist auch eine Übertragung durch Kontakt mit glatten Oberflächen oder durch direkten Kontakt mit einer infizierten Person (z. B. durch Händeschütteln) möglich.

Ein gutes Hygienekonzept sollte alle möglichen Übertragungswege berücksichtigen. Üblicherweise bestehen Corona-Hygienekonzepte aus folgenden Bausteinen:

- Tragen von Masken (zur Senkung der Ausbreitungsgeschwindigkeit der Tröpfchen in der Atemluft)

- Abstandsregeln: Einhaltung eines Mindestabstands (in der Regel 1,5-2 Meter). Zur Einhaltung von Abstandsregeln können auch bestimmte Laufwege vorgeschrieben werden.

- Trennwände (z. B. aus Plexiglas)

- Desinfektion von Oberflächen und Waschen der Hände

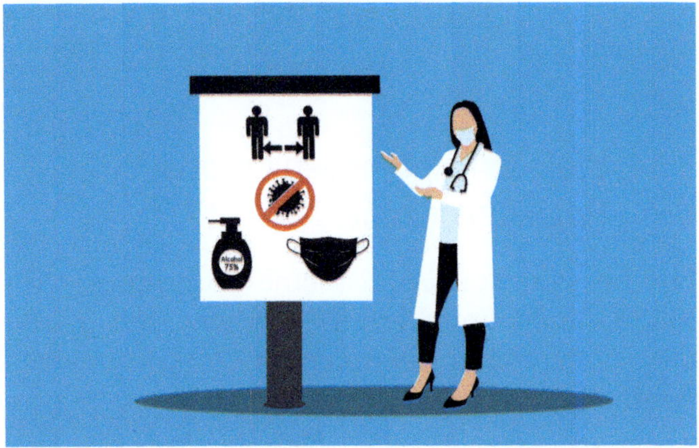

Hygienekonzepte sollen die Ausbreitung der Krankheit eindämmen.

Hierbei ist zu beachten, dass die Corona-Pandemie nur dann eingedämmt werden kann, wenn sich jede Person (also auch Geimpfte und Genesene) immer verantwortungsbewusst verhält. Auch in Bereichen, in denen kein formales Hygienekonzept besteht, sollte jeder immer angemessene Verhaltensregeln beachten.

3.2 Was ist das «AHA + L + A Prinzip»?

Das «AHA + L + A Prinzip» beschreibt Verhaltensregeln, mit deren Hilfe die Verbreitung des Coronavirus beeinträchtigt werden soll.

Diese sollte jeder einzelne, also auch geimpfte und geheilte Personen, immer beachten, sofern nicht noch strengere Regeln gelten (strengere Regeln können z. B. bei öffentlichen Veranstaltungen bestehen).

Hierbei bedeutet:

- AHA: Abstand halten, Hygiene beachten, im Alltag Maske tragen
- L: in Räumen regelmäßig Lüften
- A: Corona-Warn-App nutzen

«AHA + L + A» ist somit eine Empfehlung eines ständigen Hygienekonzepts für jeden einzelnen.

Im Detail bedeutet dies:

- Abstand: Ein Mindestabstand von 1,5 m (besser 2 m) sollte immer eingehalten werden.
- Hygiene: Waschen Sie sich regelmäßig die Hände; vermeiden Sie Händeschütteln; wenden Sie sich beim Husten oder Niesen von anderen ab und verwenden Sie Einmaltaschentücher, welche Sie nach Gebrauch entsorgen; reinigen und desinfizieren Sie glatte Oberflächen regelmäßig.

- Im Alltag Maske tragen: Tragen Sie im öffentlichen Raum immer dann eine Maske, wenn Sie den Mindestabstand nicht einhalten können. In geschlossenen Räumen ist das Tragen einer Maske immer sinnvoll.

- Lüften: In geschlossenen Räumen sollte regelmäßig durch Öffnen der Fenster bestenfalls eine «Stoßlüftung» (komplettes Öffnen der Fenster für mindestens 10 Minuten) durchgeführt werden. In Wohnungen bietet sich auch eine sogenannte «Querlüftung» an (gleichzeitiges Öffnen von Fenstern in gegenüberliegenden bzw. weit auseinanderliegenden Räumen).

- Corona-Warn-App: Die App informiert Sie, wenn Sie Kontakt mit einer infizierten Person hatten und liefert Ihnen zusätzlich Informationen zum Thema «Corona».

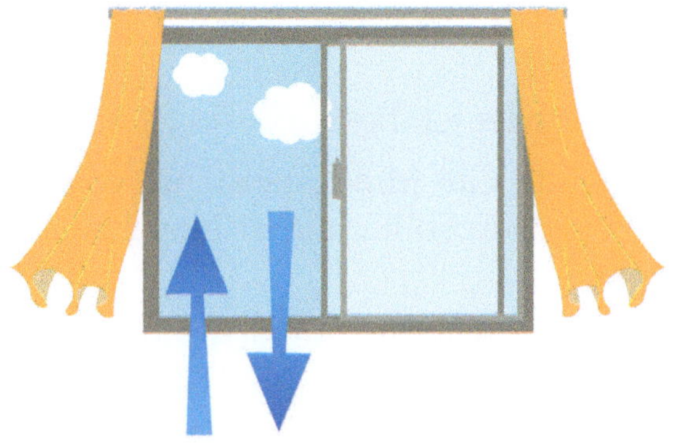

Regelmäßiges Lüften ist ein wichtiger Bestandteil der Hygienekonzepte gegen die Ausbreitung der Corona Krankheit.

3.3 Ist es sinnvoll, eine Maske zum Schutz vor einer Corona-Infektion zu tragen?

Die Übertragung des SARS-CoV-2 Virus erfolgt hauptsächlich über die Luft; somit ist es logisch, dass das Tragen von Masken sinnvoll ist. Hierbei ist unbedingt zu beachten, dass die Maske korrekt getragen wird (sie muss Mund und Nase bedecken).

In Deutschland, Österreich und der Schweiz[7] ist das Tragen von Masken unter bestimmten Bedingungen vorgeschrieben, z. B. im öffentlichen Verkehr oder im Einzelhandel.

Der Hauptgrund für die Maskenpflicht ist aber nicht der Schutz des Maskenträgers, sondern der Schutz der umstehenden Personen. Zwar sind Aerosolpartikel kleiner als die Maschen der zu verwendenden Masken, aber durch die Maske wird die Austrittsgeschwindigkeit des Aerosols in die Atemluft gemindert und damit die Ausbreitung der virushaltigen Aerosolpartikel gehemmt. Zudem verbleiben natürlich auch virushaltige Tröpfchen und Aerosolpartikel im Stoff der Maske, so dass die Viruskonzentration in der Atemluft reduziert wird.

---

7   In Deutschland, Österreich und der Schweiz gelten regional unterschiedliche Regelungen, welche regelmäßig aktualisiert werden.

Bei einer FFP2/ FFP3-Maske kann man davon ausgehen, dass diese auch Ihren Träger schützt, da ihr Material fein genug ist, um einen hohen Anteil an Viren aus der einströmenden Atemluft herauszufiltern. Bei OP- oder Alltagsmasken ist die Eigenschutzwirkung wegen der gröberen Maschenweite des eingesetzten Materials deutlich geringer.

Neben der eigentlichen Schutzwirkung haben die Masken einen weiteren Nutzen: Üblicherweise sind sie nur ein Bestandteil eines Hygienekonzeptes, welches auch weitere Maßnahmen (z. B. das Einhalten von Abstandsregelungen) beinhaltet. Das Tragen von Masken hat hierbei auch einen psychologischen Effekt: Es hilft den Menschen, sich zu vergegenwärtigen, dass keine normalen Zustände herrschen, sondern besondere Regeln zu beachten sind (wenn um mich herum alle eine Maske tragen, wird mir quasi automatisch bewusst, dass ich mich an Abstandsregeln halten muss).

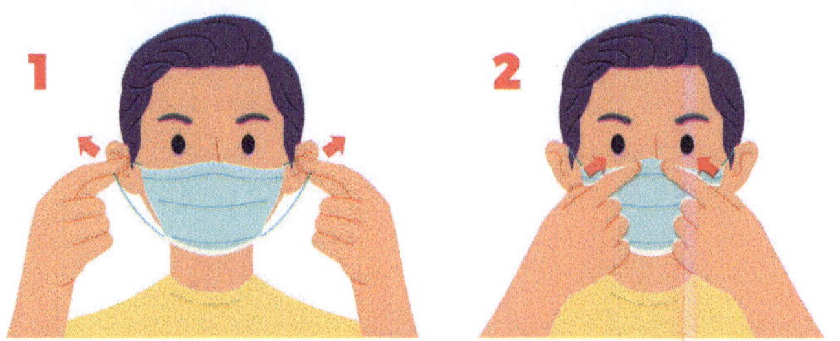

Die Maske muss Mund und Nase bedecken.

3.4 Welche Arten von Schutzmasken gibt es?

Im Handel werden zahlreiche verschiedene Masken und auch Visiere angeboten, von denen viele keinen hinreichenden Schutz vor dem Coronavirus bieten. Daher haben viele Staaten bzw. Regionen klar geregelt, welche Maskentypen zu tragen sind; diese Regelungen werden regelmäßig überarbeitet.

An dieser Stelle werden nur Masken vorgestellt, welche nach aktuellem Kenntnisstand eine gute Schutzwirkung haben, sofern sie eine CE-Kennzeichnung aufweisen. Grundsätzlich ist zu beachten, dass eine Maske nur dann gut schützen kann, wenn sie korrekt getragen wird. Vom mehrmaligen Gebrauch einer Maske ist abzuraten, da sie bei jedem Gebrauch Keime auffängt und somit zur Verbreitung von Krankheiten beitragen kann. Visiere sollten nicht verwendet werden, weil Sie die Luft nicht filtern und daher nicht effektiv vor einer Infektion schützen können.

Grundsätzlich sind zwei Arten von Masken zu unterscheiden:

- Masken, welche den Träger selbst nicht vor einer Infektion schützen. Diese Masken schützen andere Personen vor einer Infektion, falls der Träger selbst bereits mit dem Coronavirus infiziert ist.

- Masken, welche den Träger und andere Personen vor einer Infektion schützen.

Geeignete Masken sind Medizinische Gesichtsmasken (MNS-Masken) und FFP Masken (vom Typ FFP2 oder FFP3):

- **Medizinische Gesichtsmasken, auch Mund-Nasen-Schutz-Maske (MNS-Maske) oder OP-Maske genannt**

  Die Qualitätsanforderungen an diese Maske sind durch eine DIN-Norm geregelt (DIN EN 14683), sie wird aus speziellem Vliesmaterial mit definierter Filterwirkung hergestellt. Dieser Maskentyp schützt den Träger kaum vor einer Ansteckung. Da das Vlies beim Ausatmen Aerosole und Tröpfchen weitgehend zurückhält, werden umstehende Personen gut vor einer Infektion geschützt.

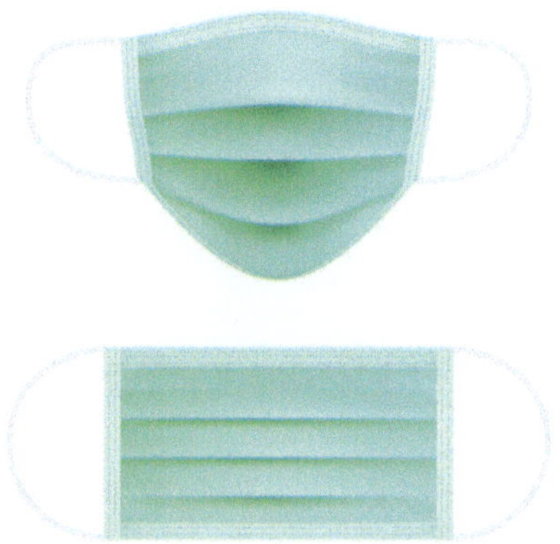

Medizinische Gesichtsmaske (MNS-Maske)

- **FFP-Masken («filtering facepiece» – partikelfiltrierende Gesichtsmaske)**

FFP-Masken sind aus standardisiertem Material hergestellt, wobei drei Typen (FFP1, FFP2 und FFP3) unterschieden werden. Die Masken des Typs FFP2 (94 %ige Schutzwirkung) und FFP3 (99 %ige Schutzwirkung) zeigen eine gute Schutzwirkung vor einer Corona-Infektion für ihren Träger und andere Personen. Es sollten hierbei Ausführungen ohne Ventil verwendet werden, da diese die Luft beim Ausatmen nicht filtern und somit andere Personen nicht schützen können

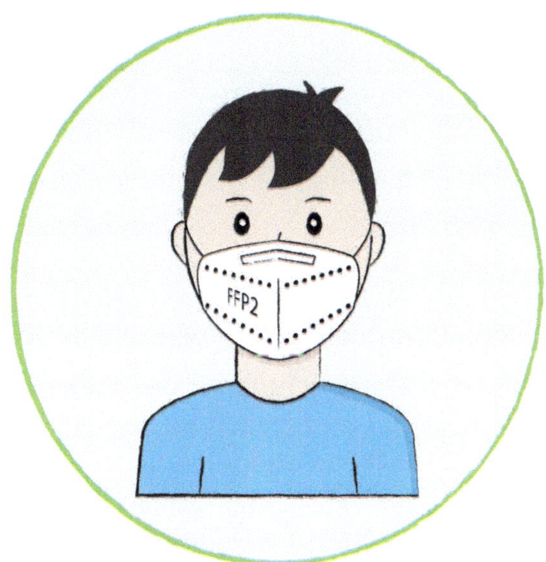

FFP-2 Schutzmaske

3.5 Können Schutzmasken mehrfach verwendet werden?

Es ist verständlich, dass Schutzmasken mehrfach verwendet werden. Schließlich kosten die Masken Geld, und wenn jede Maske nach einmaligem Gebrauch entsorgt wird, kann dies eine teure Angelegenheit werden. Im privaten Gebrauch ist eine mehrfache Verwendung von Schutzmasken grundsätzlich erlaubt. Empfehlen kann man die mehrfache Verwendung allerdings nicht, da Masken alle Arten von Keimen (also nicht «nur» Coronaviren) festhalten bzw. adsorbieren. Eins ist klar: nach Gebrauch haften an der Maske in jedem Fall zahlreiche Viren und Bakterien.

Falls Masken mehrfach verwendet werden sollen, sind folgende Mindest-Regeln zu beachten:

- Jede Maske sollte nur von einer Person genutzt werden.

- Vor jedem Anlegen und nach jedem Ablegen der Maske sollten die Hände gründlich gewaschen und desinfiziert werden.

- Eine Maske mit sichtbaren Beschädigungen oder Abnutzungserscheinungen sollte keinesfalls wiederverwendet werden.

- Medizinische Gesichtsmasken und FFP-Masken dürfen auf keinen Fall gewaschen werden. Waschen würde die Durchlässigkeit dieser Masken erheblich erhöhen, sodass danach keine Schutzfunktion mehr gegeben ist.

- Mund-Nasen-Schutz- (MNS-) Masken sind vom Hersteller für den einmaligen Gebrauch konzipiert. Sie müssen mindestens täglich oder bei Durchfeuchtung gewechselt werden.

- FFP-Masken (ohne Filter) sind stabiler als MNS-Masken, sodass verschiedene Methoden für ihre Regenerierung entwickelt wurden:

  - erhitzen im Backofen, eine Stunde bei 80 Grad Celsius;

  - sieben Tage bei Raumluft trocknen, hierbei die Maske nicht über Heizkörpern lagern (da die Temperaturen in der Nähe der Heizkörper ein Keimwachstum begünstigen können).

- Regenerierte FFP-Masken sollten keinesfalls mehr als fünf Mal verwendet werden.

Beim Tragen von Masken ist zu beachten, dass Sie nur dann funktionieren, wenn sie korrekt (gemäß Herstellerangaben) getragen werden und frei von Beschädigungen sind. In jedem Fall muss die Maske den Mund und die Nase bedecken. Es sei auch daran erinnert, dass Masken «nur» Teil eines Schutzkonzeptes sind und immer auch weitere Empfehlungen, wie z. B. das Einhalten eines Mindestabstandes, zu beachten sind.

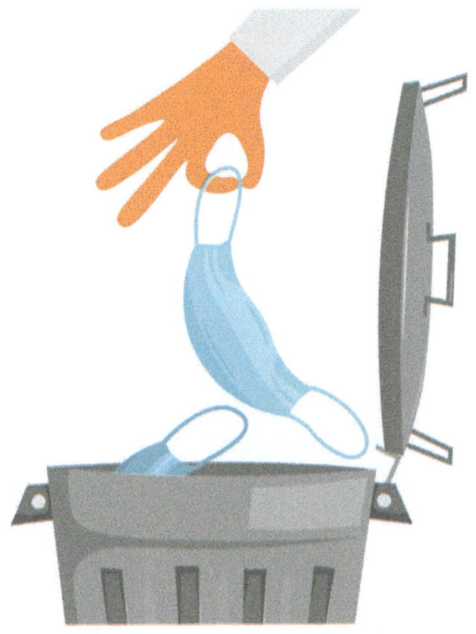

Masken sollten nicht wiederverwendet werden, da sie bei jedem Gebrauch Keime auffangen und somit zur Verbreitung von Krankheiten beitragen können.

3.6   Ist es sinnvoll, Oberflächen nach Gebrauch zu desinfizieren?

Zu Beginn der Corona-Krise waren Desinfektionsmittel weitgehend ausverkauft; diese wurden neben der Händedesinfektion auch massenhaft zur Desinfektion von Oberflächen verwendet.

Auch heute ist die Desinfektion von Oberflächen noch weit verbreitet. Inwieweit ist die Oberflächendesinfektion aber sinnvoll?

Einigkeit besteht bei Fachleuten darüber, dass

der Hauptübertragungsweg einer Corona-Infektion die Übertragung durch die Atemluft ist – eine Übertragung durch Oberflächen hat eine untergeordnete Bedeutung.

Eine Desinfektion von häufig benutzten Oberflächen – wie z. B. Türklinken oder Kaffeeautomaten – wird weiterhin empfohlen. Aus meiner Sicht macht aber auch eine Desinfektion nicht oft genutzter Oberflächen Sinn (z. B. das Desinfizieren des Tischs nach dem Mittagessen), um das Bewusstsein dafür zu schärfen, dass aktuell Hygienekonzepte zu beachten sind.

Die Logik hierbei ist, dass es für uns einfacher ist, bestimmte Regeln einzuhalten, wenn wir die Abläufe automatisieren. Beispiel: Wenn wir das Mittagessen beendet haben, desinfizieren wir den Mittagstisch, setzen uns die Maske auf und beachten geltende Abstandsregeln.

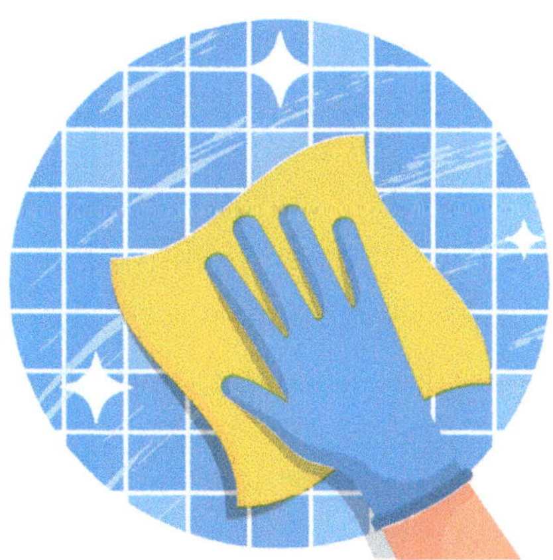

Häufig benutzte Oberflächen sollten nach Gebrauch desinfiziert werden.

3.7 Ist das Einhalten von Abstandsregeln sinnvoll?

Üblicherweise wird empfohlen, einen Mindestabstand von 1,5 bis 2 Metern einzuhalten. Was steckt dahinter?

Eine Übertragung des Virus SARS-CoV-2 erfolgt hauptsächlich über die Luft («Tröpfcheninfektion»). Hierbei geben infizierte Personen mit jedem Atemzug virushaltige Partikel an die Luft ab. Diese virushaltigen Partikel können von anwesenden Personen eingeatmet werden, solange sich diese Partikel in der Luft befinden.

Die eigentliche Frage ist nun, über welche Entfernung hinweg virushaltige Partikel in der Luft schweben können. Das hängt von vielen Faktoren ab, wie z. B.:

- Tragen alle Personen eine Maske? Falls ja: welcher Maskentyp wird verwendet?

- Wie wird gesprochen? Bei einer normalen Unterhaltung werden Partikel weniger weit getragen als beim Singen. Auch wenn jemand husten oder niesen muss, können sich die Partikel weiter wegbewegen.

- Wie sind die Umgebungsbedingungen? Befindet man sich im Freien oder in einem Raum? Sind Fenster und Türen geöffnet oder geschlossen?

Die Wahrheit ist, dass virushaltige Partikel – je nach den herrschenden Bedingungen – auch Entfernungen von deutlich mehr als zwei Metern in der Luft zurücklegen können. Die empfohlenen Abstände sind daher als Mindestabstand anzusehen. Sicher ist, dass sich die Anzahl virushaltiger Partikel in der Luft mit zunehmendem Abstand verringert und somit die Infektionsgefahr sinkt. Zusätzliche Sicherheit wird durch weitere Maßnahmen, wie z. B. das Tragen von Masken, erreicht.

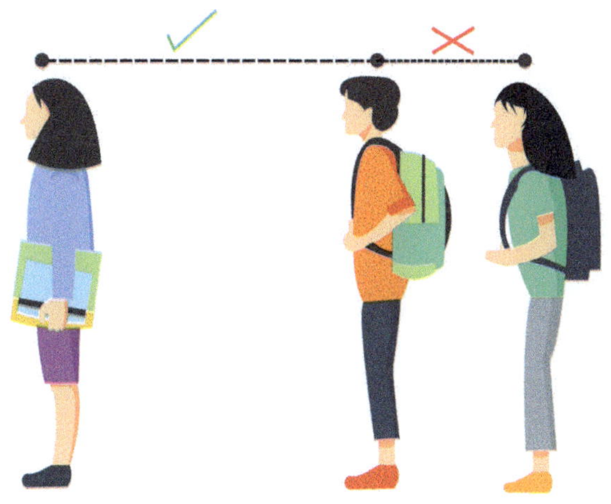

Je größer der Abstand zwischen zwei Personen, desto geringer ist die Infektionsgefahr.

Grundsätzlich gilt die Faustregel: je größer der Abstand zwischen zwei Personen, desto geringer ist die Infektionsgefahr! Diese Regel gilt auch für geimpfte und genesene Personen, da diese auch das Coronavirus übertragen können.

3.8   Ist regelmäßiges Händewaschen sinnvoll?

Die Hände spielen als möglicher Übertragungsweg der Infektion eine zentrale Rolle:

- Es gibt viele Möglichkeiten, wie Coronaviren auf unsere Hände gelangen können; z. B. durch Händeschütteln mit einer infizierten Person oder Kontakt mit einer virenbeladenen Oberfläche. Wenn wir uns nun selbst in unsere Augen, unseren Mund oder unsere Nase fassen, können wir uns selbst infizieren.

- Wenn wir selbst auf unseren Händen Coronaviren tragen, können wir das Virus durch Händeschütteln an andere Personen weitergeben (deshalb sollte Händeschütteln unbedingt vermieden werden!). Wenn wir Oberflächen berühren, können sich andere, die nach uns dieselbe Oberfläche berühren, infizieren.

Daher sind folgende Verhaltensregeln zu beachten:

- Regelmäßiges Händewaschen wird empfohlen. Regelmäßig bedeutet mindestens
  - wenn Sie nach Hause kommen,
  - nach jedem Toilettengang,
  - vor der Zubereitung von Speisen,
  - vor dem Essen,
  - nach dem Berühren von häufig benutzten Oberflächen (z. B. des Kaffeeautomaten in der Teeküche Ihres Arbeitgebers),

- vor und nach Kontakt mit (möglicherweise) infizierten Personen,

- vor dem Anlegen und nach dem Ablegen
  einer Maske und

- nach dem Naseputzen oder nach dem
  Niesen oder Husten.

- Wie sollte das Händewaschen erfolgen?

  - Nehmen Sie sich Zeit!

  - Halten Sie die Hände unter fließendes
    Wasser.

  - Waschen Sie die Hände sorgfältig und
    vollständig, d. h. reiben Sie die Seife 20-
    30 Sekunden in allen Bereichen der Hän-
    de ein.

  - Spülen Sie die Hände mit fließendem
    Wasser ab.

  - Trocknen Sie die Hände vollständig und
    gründlich ab.

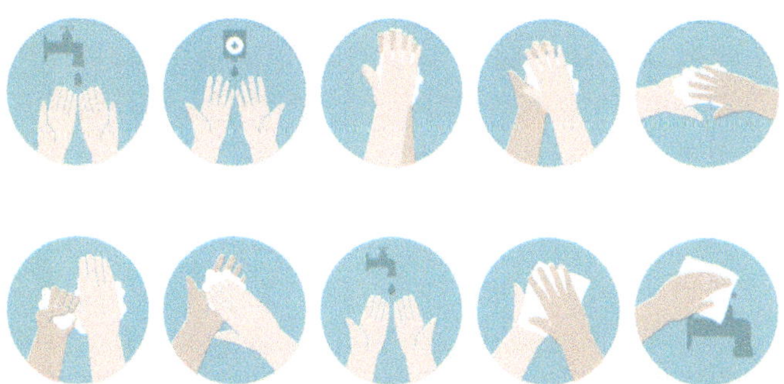

Regelmäßiges gründlichs Händewaschen ist ein
wesentlicher Bestandteil der Schutzmaßnahmen
gegen eine Corona Infektion.

3.9 Welchen Beitrag kann jeder einzelne leisten, damit wir die Corona-Pandemie möglichst schnell beenden?

Die gute Nachricht ist: Jeder kann einen Beitrag dazu leisten, dass wir die Pandemie beenden.

- Da Menschen die Träger der Coronaviren sind, sollte der Kontakt zu anderen Personen so stark wie möglich eingeschränkt werden. Bleiben Sie zu Hause, wenn es keinen wichtigen Grund zum Verlassen der Wohnung gibt.

- Falls Sie die Wohnung verlassen müssen, achten Sie auf die Einhaltung des «AHA + L + A Prinzips». Dies gilt auch dann, wenn es nicht von den Behörden vorgeschrieben ist.

- Die Pandemie wird erst dann überwunden sein, wenn die sogenannte «Herdenimmunität» erreicht ist. Eine Herdenimmunität liegt vor, wenn eine infizierte Person nur auf immune Personen trifft (diese Immunität kann durch Impfung oder Genesung erreicht werden) und so das Virus nicht weitergegeben werden kann. Man kann davon ausgehen, dass dieses Ziel erreicht ist, wenn mindestens 90 % der Bevölkerung gegen das Virus immun sind (falls sehr stark ansteckende Virusvarianten auftreten, kann dieser Wert noch höher liegen). Der Wert von 90 % gilt für die Gesamtbevölkerung – hier werden Kinder und Personen mit Vorerkrankungen mit einberechnet. Jeder kann einen Beitrag zum Erreichen der Herdenimmunität leisten, indem sie oder er sich impfen lässt (sofern kein medizinischer Grund gegen eine Impfung vorliegt).

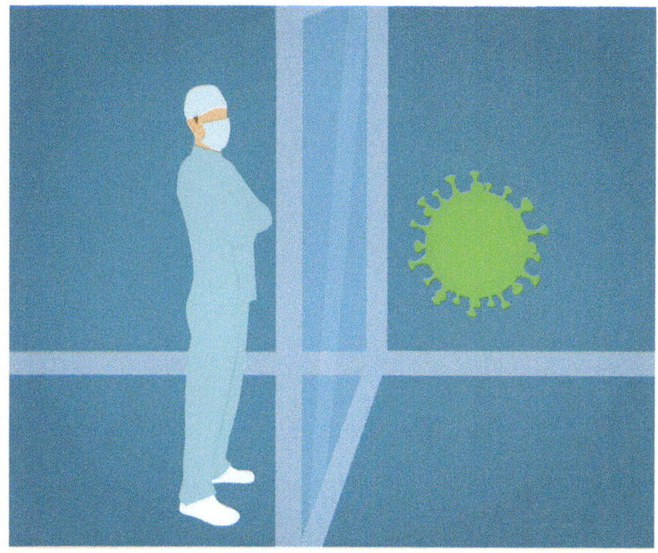

Der Kontakt zu anderen Personen sollte so stark wie möglich eingeschränkt werden.

4

Geimpft oder genesen – und nun?

4.1 Können Geimpfte ansteckend sein?

Eine Impfung gegen das Coronavirus bietet grundsätzlich keinen 100%igen Schutz vor einer Infektion. Zudem nimmt der Impfschutz mit der Zeit ab – der höchste Impfschutz wird ca. zwei Wochen nach der zweiten Impfdosis erreicht (beim Impfstoff von Johnson & Johnson nach der ersten Impfung). Zudem ist keine klare Vorhersage möglich, wie gut ein Impfstoff gegen neue Virusvarianten wirkt.

Berichte über «Impfdurchbrüche», also Infektionen bei geimpften Personen, sind daher nicht überraschend. Allerdings haben die Infektionsverläufe bei Geimpften in der Regel einen deutlich milderen Verlauf als bei Ungeimpften.

Jede infizierte Person – egal ob geimpft oder ungeimpft – kann das Virus weitergeben und dadurch andere infizieren. Nach aktuellem Kenntnisstand ist aber das Risiko einer Virusübertragung durch eine geimpfte Person geringer als durch eine ungeimpfte Person. Grundsätzlich gilt die Faustregel: Wo viele Menschen geimpft sind, besteht ein geringeres Infektionsrisiko.

Da aber auch geimpfte Personen das Virus übertragen können, sollten diese ebenso die allgemeinen Schutzmaßnahmen wie Masken tragen, Abstand halten, gründliches Händewaschen und Desinfizieren von Oberflächen einhalten.

4.2 Die Meldungen über Impfdurchbrüche nehmen zu. Macht eine Impfung dann überhaupt noch Sinn?

Unter einem «Impfdurchbruch» versteht man eine Infektion einer geimpften Person. Dies ist nichts Ungewöhnliches – man kennt Impfdurchbrüche bei Impfungen gegen verschiedene Krankheiten. Zur Erhaltung des Impfschutzes werden dann üblicherweise Auffrischungsimpfungen empfohlen.

Das sind die Fakten zu Impfdurchbrüchen bzgl. Corona:

- Es war immer bekannt, dass die Corona-Impfung keinen 100 %igen Infektionsschutz bietet.

- Der Krankheitsverlauf ist bei bestehendem Impfschutz aber meist deutlich milder als ohne Impfung.

- Bei vorhandenem Impfschutz ist das Risiko, das Virus zu übertragen, deutlich geringer als bei ungeimpften Personen.

- Der Impfschutz ist ca. zwei Wochen nach vollständiger Impfung (bei den meisten Impfstoffen also nach der zweiten Impfung) am größten. Danach nimmt er kontinuierlich ab.

- Je geringer der Impfschutz ist, desto höher ist die Wahrscheinlichkeit, an Corona zu erkranken oder den Virus auf andere Personen zu übertragen.

- Daher sollten auch geimpfte Personen immer die geltenden Hygieneregeln (z. B. Abstand halten, Masken tragen, Hände waschen) einhalten.

- Um den Impfschutz dauerhaft erhalten zu können, sind regelmäßige Auffrischungsimpfungen erforderlich. Untersuchungen hierzu laufen zum jetzigen Zeitpunkt.

- Die erste Auffrischungsimpfung (auch «Booster»-Impfung genannt), sollte in der Regel im Zeitraum zwischen 4 bis 6 Monaten nach der zweiten Impfung erfolgen. Dieser Zeitpunkt kann für verschiedene Personengruppen (je nach Alter oder Vorerkrankungen) oder für verschiedene Impfstoffe unterschiedlich sein.

- Es ist davon auszugehen, dass diese Auffrischungsimpfungen auch deshalb über einen längeren Zeitraum wiederholt werden müssen, um einen Schutz gegen neue Virusvarianten zu gewährleisten.

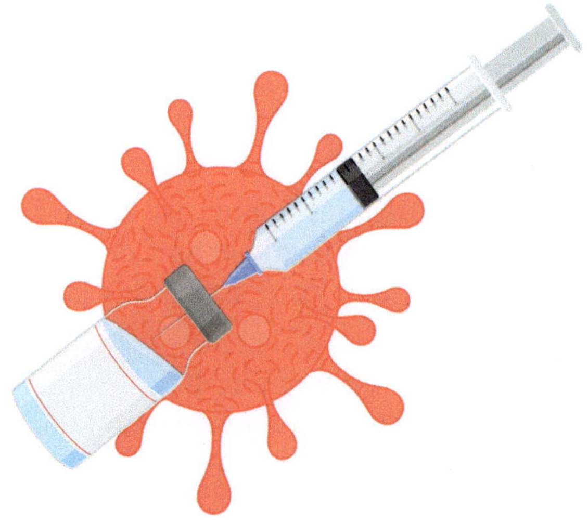

Durch eine Impfung wird das Infektionsrisiko deutlich gesenkt. Im Falle einer Ansteckung ist der Krankheitsverlauf bei Geimpften deutlich milder als bei Ungeimpften.

4.3 Können Genesene ansteckend sein?

Das Überstehen einer Corona-Infektion bietet zunächst einen guten Infektionsschutz. Dieser Schutz nimmt aber mit der Zeit ab. Zudem kann eine überstandene Infektion nur eine begrenzte Schutzwirkung gegen neue Mutationen des Coronavirus aufweisen. Für die meisten Genesenen wird eine erste Impfung drei bis sechs Monate nach dem Ausheilen der Krankheit empfohlen, um einen Infektionsschutz zu erhalten[8].

---

8 Empfehlungen zu den Zeitintervallen werden von den zuständigen Behörden regelmässig überarbeitet.

Auch Personen, welche eine Corona-Infektion gut überstanden haben, können sich wieder infizieren und dann andere anstecken. Oft bleibt eine Neuinfektion bei Genesenen unbemerkt, da im Falle einer Zweitinfektion die Symptome meist milder ausfallen als bei der Erstinfektion – diese kann sogar symptomlos verlaufen. Daher müssen auch Genesene die allgemeinen Schutzmaßnahmen – wie Masken tragen, Abstand halten, gründliches Händewaschen und Desinfizieren von Oberflächen – einhalten.

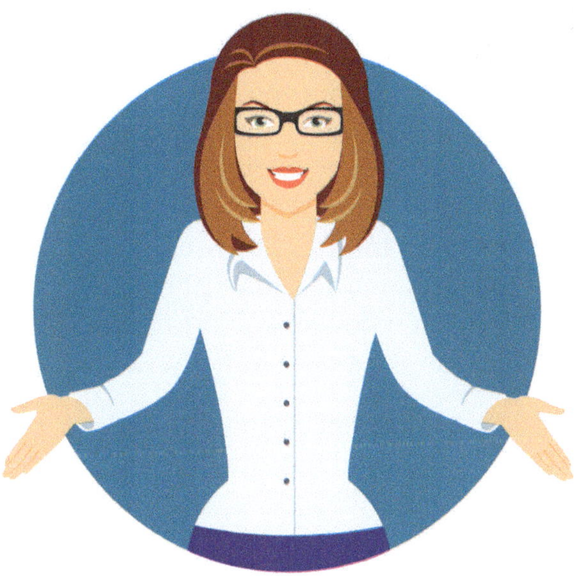

Auch Genesene können sich wieder infizieren und dann andere anstecken.

4.4 Sollte ich mich auch impfen lassen, wenn ich eine Corona-Infektion überstanden habe?

Eine überstandene Corona-Infektion bietet zunächst einen guten Infektionsschutz. Da die Corona-Krankheit aber eine neuartige Krankheit darstellt, ist noch unbekannt, über welchen Zeitraum dieser Schutz anhält. Es ist auch unklar, inwieweit eine überstandene Infektion vor neuen Mutationen des Coronavirus schützt.

Generell sollten Personen, welche eine Corona-Infektion überstanden haben, mit ihrem Arzt abklären, ob eine Impfung sinnvoll ist. Die aktuell vorherrschende Meinung ist, dass in den meisten Fällen drei bis sechs Monate nach vollständiger Ausheilung eine einmalige Impfung (also nicht zwei Impfdosen, wie bei Geimpften) erfolgen sollte, um den Infektionsschutz zu erhalten. Dies ist in jedem Fall erforderlich, wenn Sie den Status «Genesen» erhalten wollen.

Nach gegenwärtigem Kenntnisstand ist davon auszugehen, dass dann auch für «Genesene» in regelmäßigen Abständen Auffrischungsimpfungen erforderlich sein werden. Über die Zeitintervalle, in denen diese Auffrischungsimpfungen erfolgen sollten, kann aktuell noch keine Aussage gemacht werden, da die Untersuchungen hierzu noch nicht abgeschlossen sind. Es ist ratsam den Empfehlungen der zuständigen Impfkommission zu folgen, welche regelmässig aktualisiert werden.

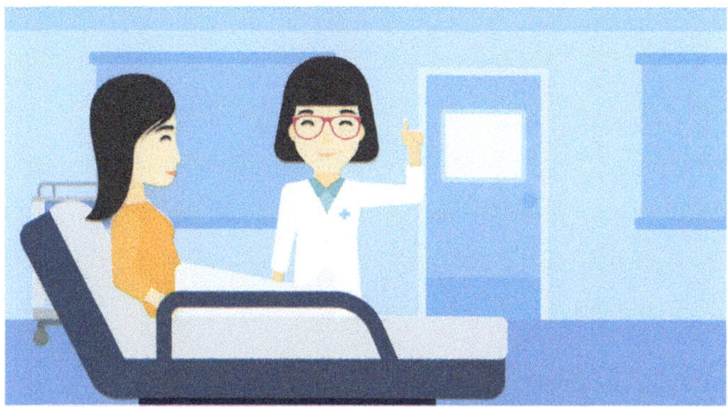

Auch Genesene brauchen Auffrischungsimpfungen, um ihren Infektionsschutz zu erhalten.

5

Corona-Tests

5.1 Wie beurteilt man Corona-Tests?

Für die Beurteilung der Qualität eines Corona-Testverfahrens sind die Kriterien «Spezifität» und «Sensitivität» wesentlich.

- **Spezifität** bedeutet, dass eine gesunde Person als gesund erkannt wird und ein negatives Testergebnis erhält. Bei einer 98 %igen Spezifität werden 98 von 100 gesunden Testpersonen als gesund erkannt; zwei werden fälschlicherweise als krank beurteilt und erhalten ein positives Testergebnis.

- **Sensitivität** bedeutet, dass eine infizierte Person als infiziert erkannt wird und ein positives Testergebnis erhält. Eine Sensitivität von 98 % bedeutet, dass von 100 infizierten Personen 98 als infiziert erkannt werden; zwei werden fälschlicherweise als gesund beurteilt und erhalten ein negatives Testergebnis.

Die Qualität des Testergebnisses hängt zudem von folgenden Faktoren ab:

- **Testzeitpunkt**: Zu Beginn und gegen Ende der Infektion ist die Viruslast recht gering –

dies kann zu falsch-negativen Befunden bei infizierten Personen führen.

- **Art der Probennahme**: Diese muss exakt nach der Anweisung des Herstellers durchgeführt werden, ansonsten ist es möglich, dass infizierte Personen unerkannt bleiben.

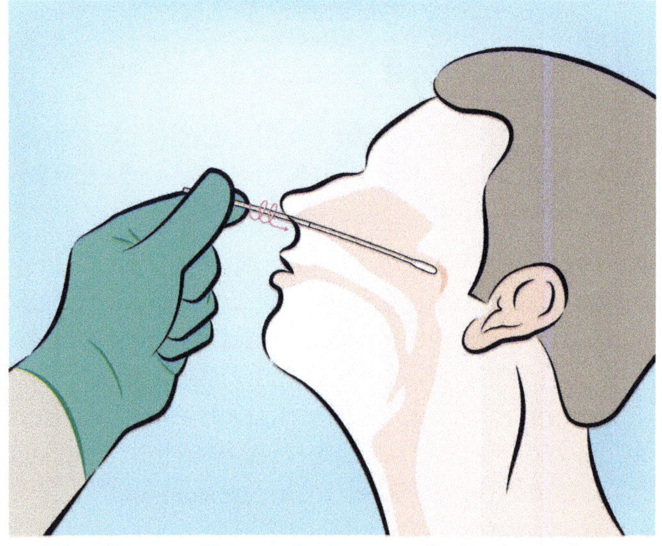

Für ein gutes Testergebnis muss die Probennahme exakt nach Herstellerangabe durchgeführt werden.

5.2 Welche Arten von Corona-Tests gibt es?

Folgernde Corona-Tests werden aktuell angeboten:

- **PCR-Test**: Dieser Test, welcher grundsätzlich im Labor durchgeführt werden muss, ist eine Standardmethode zum Nachweis von Viren; er beruht auf dem Nachweis des

Erbguts. Diese Methode gilt als das aussagekräftigste Verfahren zur Erkennung einer Corona-Infektion, allerdings liegt das Ergebnis meist erst nach 24 Stunden vor. PCR bedeutet «polymerase chain reaction» (Polymerase-Kettenreaktion). Hierbei ist die Polymerase ein Enzym, welches gezielt die DNA (das Erbmaterial) des Coronavirus vervielfältigt und dadurch einen Nachweis auch bei geringer Viruslast ermöglicht.

- **PCR-Schnelltest:** Verfahren, welches ebenfalls auf dem Prinzip der Polymerase-Kettenreaktion beruht. Da für die Durchführung kein spezielles Labor erforderlich ist, liegt das Testergebnis bereits nach 1-2 Stunden vor. Die Aussagekraft ist etwas geringer als beim PCR-Test.

- **Antigen-Test:** Bei diesem Verfahren, welches der übliche Schnelltest ist, wird nicht das Erbgut des Virus nachgewiesen, sondern Eiweißbestandteile aus der Hülle des Virus. Das Ergebnis liegt bereits nach 15 Minuten vor. Dieses Verfahren ist weniger genau als der PCR-Test, da Coronaviren sich in ihren Proteinbestandteilen ähneln (sodass eine Verwechselung mit anderen Coronaviren möglich ist) und eine höhere Viruslast als beim PCR-Test für den Nachweis erforderlich ist.

- **Selbsttest:** Dieser Test ist ein Antigen-Test, welcher von Personen ohne medizinische Vorkenntnisse durchgeführt werden kann.

- **Antikörpertest:** Dieser Test ist für den Nachweis einer Corona-Infektion weder geeignet noch bestimmt. Eine Person bildet Antikörper als Reaktion auf eine Infektion oder eine Impfung. Dieser Test dient dem Nachweis, ob aktuell ein Schutz gegen eine Corona-Infektion besteht und, wenn ja, wie gut dieser Schutz ist.

Grundsätzlich ist anzumerken, dass die Qualität des Testergebnisses von folgenden Faktoren abhängt:

- **Testzeitpunkt:** Zu Beginn und gegen Ende der Infektion ist die Viruslast recht gering – dies kann zu falsch negativen Befunden bei infizierten Personen führen.

- **Art der Probennahme:** Diese muss exakt nach der Anweisung des Herstellers durchgeführt werden, ansonsten ist es möglich, dass infizierte Personen unerkannt bleiben.

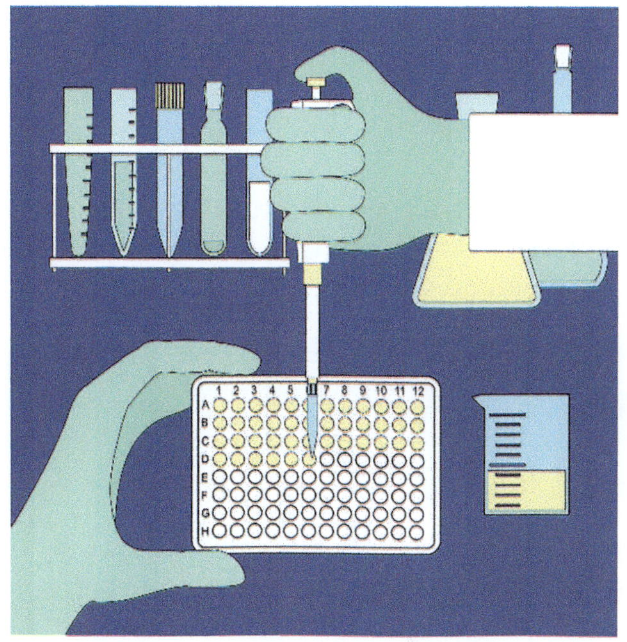

Der PCR Test ist das genaueste Testverfahren zum Nachweis einer Corona Infektion.

5.3 Wie verhalte ich mich, wenn mein Schnelltest positiv ist?

Unter einem Schnelltest versteht man einen von geschultem Personal durchgeführten Antigen-Test.

Bei einem positiven Schnelltest müssen Sie:

- sich umgehend in häusliche Isolation begeben.

- sich an die im Kapitel «Wie verhalte ich mich, wenn ich positiv auf das Coronavirus getestet wurde?» beschriebenen Kriterien halten.

Da der PCR-Test genauere Ergebnisse (höhere Spezifität und höhere Sensitivität) liefert als Antigen-Tests, sollte bei einem positiven Schnelltest in Abstimmung mit der zuständigen Behörde oder über Ihre lokale Corona-Hotline umgehend ein PCR-Test durchgeführt werden. Durch die Vorlage eines negativen PCR-Tests kann die Isolation dann vorzeitig beendet werden.

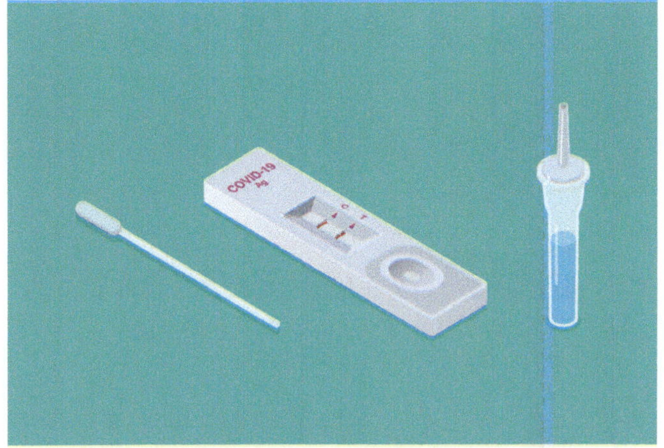

Bei einem positiven Schnelltest sollte das Ergebnis mit einem PCR-Test überprüft werden.

5.4 Wie verhalte ich mich, wenn mein Selbsttest positiv ist?

Grundsätzlich gibt es verschiedene Fehlerquellen bei der Durchführung von Corona-Tests – insbesondere aber die Art der Probennahme. Da Selbsttests nicht von geschultem Personal durchgeführt werden, haben die Ergebnisse dieser Tests nur eine eingeschränkte Aussagekraft.

Bei einem positiven Selbsttest sollte man:

- auf strenge Einhaltung des «AHA-Prinzips» (Abstand halten, Hygiene beachten, Maske tragen) achten,
- möglichst keine öffentlichen Verkehrsmittel benutzen und
- einen PCR-Test durchführen.

Fällt der PCR-Test positiv aus, müssen Sie umgehend in Isolation. Falls der Test negativ ist, müssen Sie weder in Isolation noch in Quarantäne. Sie sollten Ihren Gesundheitszustand aber kritisch überprüfen und beim Auftreten von Symptomen umgehend einen Schnelltest oder PCR-Test durchführen.

5.5 Wie verhalte ich mich, wenn mein PCR-Test positiv ist?

Der PCR Test ist der zuverlässigste Test zum Nachweis einer Corona Infektion. Wenn Ihr PCR Test positiv ist, müssen Sie umgehend nach Hause in Isolation.

Details hierzu werden im Kapitel «Wie verhalte ich mich, wenn ich positiv auf das Coronavirus getestet wurde?» beschrieben.

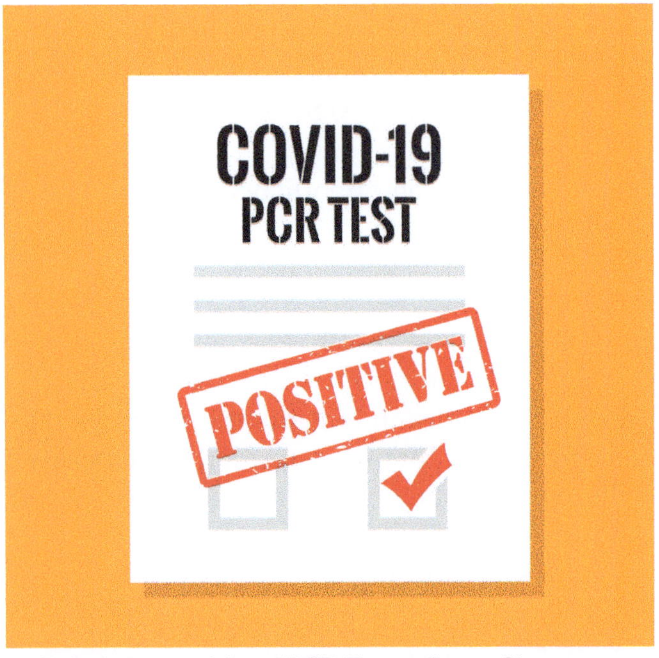

Bei einem positiven PCR Test müssen Sie umgehend in häusliche Isolation.

5.6 Wie kann ich nachweisen, dass ich «Genesen» bin?

Um den Status «Genesen» zu erhalten, müssen Sie aktuell:

- einen positiven PCR-Test als Nachweis einer Erkrankung und

- einen negativen PCR-Test als Nachweis der Ausheilung der Infektion vorlegen.

Im Allgemeinen erhalten Sie den Status «Genesen» 28 Tage nach Vorlage des negativen PCR-Tests.

Es ist zu beachten, dass aktuell der Status «Genesen» nur drei bis sechs Monate[9] gilt. Um diesen zu erhalten, ist eine Impfung mit einem zugelassenen Corona-Impfstoff erforderlich.

Da es eine Vielzahl an Personen gibt, welche unbemerkt (symptomlos) eine Corona-Infektion überstanden haben, wird diskutiert, ob diesen der Status «Genesen» mit Vorlage eines positiven Antikörpertests anerkannt werden kann.

Bei einem Antikörpertest wird nachgewiesen, ob der Körper eine Immunreaktion gegen das Coronavirus entwickelt hat. Eine Person, welche Antikörper zeigt, kann diese auf Grund einer Impfung oder einer Erkrankung gebildet haben. Eine nicht-geimpfte Person mit diesen Antikörpern muss also infiziert gewesen sein. Es ist allerdings kaum möglich mit einem Antikörpertest zu bestimmen, zu welchem Zeitpunkt eine Person infiziert war.

Eine Entscheidung zur Behandlung von Genesenen, welche keinen positiven PCR-Test vorlegen können, steht aber noch aus. Der aktuelle Stand hierzu kann über die lokale Corona-Hotline erfragt werden.

---

9   Hierzu gelten regional unterschiedliche Regelungen.

6

Corona-Impfstoffe und Impfung: Auf den Punkt gebracht!

6.1 Welche Arten von Corona-Impfstoffen gibt es?

Die verfügbaren Corona-Impfstoffe lassen sich im Wesentlichen in drei Klassen einordnen:

1. mRNA-Impfstoffe

   Beispiele hierfür sind die Impfstoffe von Moderna und von Biontech/Pfizer.

2. Vektorimpfstoffe

   Beispiele hierfür sind die Impfstoffe von Astra Zeneca und von Johnson & Johnson. Auch der Impfstoff Sputnik V aus Russland zählt zu dieser Gruppe.

3. Klassische Impfstoffe (Totimpfstoffe oder inaktivierte Lebendvakzine).

   Beispiele hierfür sind der Impfstoff von Valneva sowie die Impfstoffe der chinesischen Unternehmen Sinopharm und Sinovac. Ein Sonderfall dieses Impfstofftyps ist die Vakzine des Herstellers Novavax. Dieser enthält im Labor hergestellte Bestandteile des Spike Proteins.

Detailfragen zu diesen Impfstoffen werden in separaten Kapiteln dieses Buches beantwortet.

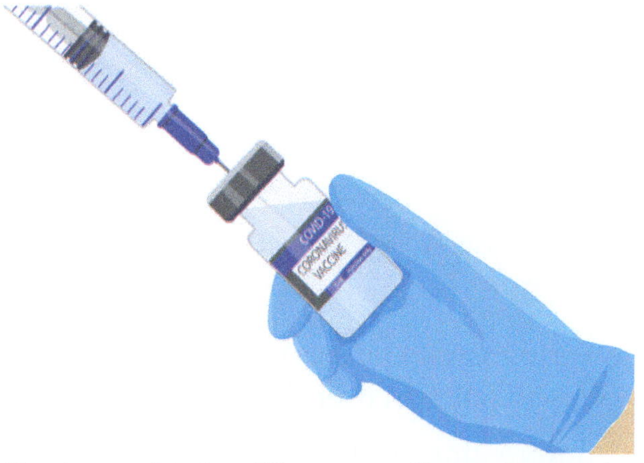

Es gibt verschiedene Klassen von Corona-Impfstoffen.

6.2 Was ist ein «mRNA» Corona-Impfstoff?

Es wurden bereits mehrere Impfstoffe gegen das Virus SARS-CoV-2 entwickelt und zugelassen. Die Impfstoffe von Moderna und von Biontech/Pfizer zählen dabei zur Gruppe der mRNA-Impfstoffe.

Um zu verstehen, was genau ein mRNA-Impfstoff ist und wie er funktioniert, müssen zunächst die aus der Biologie und Chemie stammenden Begriffe «DNA» und «RNA» erklärt werden:

- **DNA** (= Desoxyribonukleinsäure): ist die Bezeichnung für eine lange Kette (zwei Stränge) aus einzelnen Bausteinen (Nukleotiden). Sie befindet sich in jeder einzelnen Zelle des menschlichen Körpers. Teile dieser Ketten sind einzelne Gene, somit ist die DNA der Träger der menschlichen Erbinformation.

- **RNA** (= Ribonukleinsäure): ist ebenfalls eine Kette aus Bausteinen (Nukleotiden), welche allerdings nur einen Strang zeigt. Die wesentliche Funktion der RNA beim Menschen besteht darin, die in der DNA gespeicherten Informationen in die Zellen zu transportieren und in Proteine zu übersetzen. Die RNA dient somit als Informationsüberträger.

- mRNA: «m» steht für «messenger» (also: Botenstoff). Die mRNA übernimmt die Information zur Herstellung eines Proteins von der DNA und veranlasst dann außerhalb des Zellkerns die Herstellung dieses Proteins.

Wichtig ist zu verstehen, dass DNA und RNA – auch wenn die Worte ähnlich klingen – unterschiedliche Moleküle sind, welche im Menschen völlig verschiedene Aufgaben wahrnehmen.

Wie «funktioniert» nun ein mRNA-Impfstoff gegen Corona?

Die Oberfläche des Coronavirus ist mit Spike-Proteinen besetzt; diese erinnern an Stacheln und sind daher für das menschliche Immunsystem gut erkennbar. Das Virus benötigt diese Spike-Proteine, um in die menschliche Zelle eindringen zu können (und sich dann zu vermehren).

Die gegen die Corona-Krankheit entwickelten mRNA-Impfstoffe bestehen aus mRNA, welche den Bauplan für das Spike-Protein des Coronavirus enthält. Menschliche Körperzellen nehmen durch eine Impfung diese mRNA auf und produzieren das Spike-Protein. Dieses wird vom Immunsystem als körperfremd erkannt (der Körper «denkt», dass er mit dem Coronavirus infiziert wurde). Daraufhin werden Antikörper sowie weitere spezifische Immunfaktoren gegen das Spike-Protein gebildet.

Bei einer anschließenden Infektion durch das Coronavirus erkennt das Immunsystem die Spike-Proteine an ihrer Oberflächenstruktur, ordnet sie als körperfremd ein und reagiert mit einer entsprechenden Immunantwort.

6.3 Sind die mRNA-Impfstoffe gegen Corona eine neuartige Impfstoffgruppe?

Die Corona-Impfstoffe von Biontech/Pfizer und von Moderna sind weltweit die ersten mRNA-Impfstoffe, welche zur Anwendung am Menschen zugelassen wurden.

Die mRNA-Technologie selbst ist aber gut erforscht und bereits seit ca. 30 Jahren bekannt. Intensive Forschungen laufen z.B. in der Entwicklung effektiver Krebstherapien. Am Menschen wurden mRNA-Impfstoffe seit 2002 im

Rahmen von klinischen Studien getestet.

Im Jahr 2017 hat die Weltgesundheitsorganisation (WHO) daher RNA-Impfstoffe als neue Wirkstoffklasse aufgenommen.

Da zahlreiche Pharmaunternehmen aktuell Möglichkeiten zur Anwendung der mRNA-Technologie erforschen, ist es nachvollziehbar, dass BioNTech/Pfizer und Moderna nahezu zeitgleich einen Impfstoff auf den Markt bringen konnten – und auch die Entwicklung bei anderen Unternehmen (z. B. CureVac) fortgeschritten ist.

Über den Grund, warum mRNA- Impfstoffe nicht früher zur Marktreife geführt wurden, kann man nur spekulieren. Es liegt aber nahe, dass durch die Corona-Pandemie Investitionen möglich wurden, welche die Entwicklung beschleunigt haben.

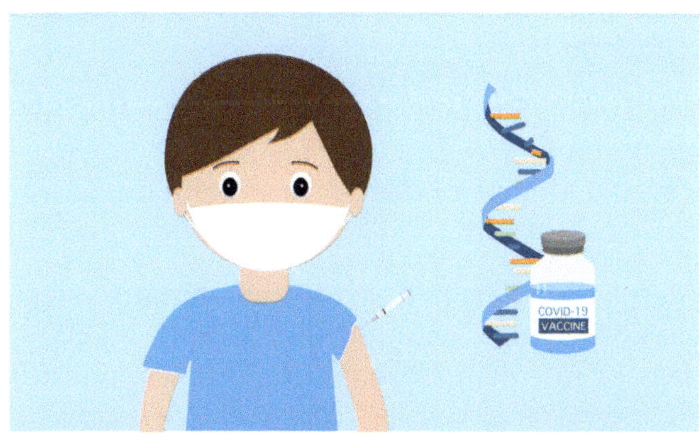

mRNA Impfstoffe sind eine gut erforschte Impfstoffklasse.

6.4 Was sind «Vektor» Corona-Impfstoffe?

Die in Europa zugelassenen Corona-Impfstoffe von Johnson & Johnson sowie von Astra Zeneca[10] gehören zur Gruppe der Vektorimpfstoffe. Weltweit sind bereits weitere Vektorimpfstoffe gegen Corona zugelassen (z. B. Sputnik V; Russland) oder befinden sich in der Entwicklung.

Bei einem Vektorimpfstoff werden als Basis modifizierte Viren verwendet, welche für den Menschen ungefährlich sind. In die DNA dieser Viren wird ein Teil des Erbgutes eingeschleust, welcher den Bauplan für das Spike-Protein der Coronaviren enthält.

Diese Spike-Proteine besetzen die Oberfläche des Coronavirus. Sie erinnern an Stacheln und sind daher für das menschliche Immunsystem gut erkennbar. Das Coronavirus benötigt diese Spike-Proteine, um in die menschliche Zelle eindringen zu können (und sich dann zu vermehren).

Nach erfolgter Impfung werden die modifizierten Viren in den Zellkern des Menschen eingeschleust, der dann das Spike-Protein des Coronavirus herstellt.

Dieses Spike-Protein wird vom Immunsystem als körperfremd erkannt (der Körper «denkt», dass er mit dem Coronavirus infiziert wurde)

---

10 Der Impfstoff von Astra Zeneca ist zum Zeitpunkt der Drucklegung nicht in der Schweiz zugelassen.

und es werden Antikörper sowie weitere spezifische Immunfaktoren gegen das Spike-Protein gebildet.

Bei einer Infektion durch das Coronavirus erkennt das Immunsystem die Spike-Proteine an der Oberfläche des Coronavirus als körperfremd und reagiert mit einer entsprechenden Immunantwort.

6.5 Sind Vektorimpfstoffe eine neuartige Impfstoffgruppe?

Die ersten zugelassenen Vektorimpfstoffe waren Produkte gegen Ebola und Dengue. Insofern lagen bereits vor Zulassung von Vektorimpfstoffen gegen Corona Erfahrungen mit diesem Impfstofftyp vor.

Die Technologie selbst gilt als gut erforscht. Zahlreiche Pharmaunternehmen entwickeln Produkte auf dieser Basis – man erhofft sich insbesondere in der Krebstherapie große Erfolge.

Ein möglicher Nachteil von Vektorimpfstoffen, welche mehr als eine Dosis zur Erreichung des Impfschutzes benötigen, ist, dass der Mensch nach der ersten Impfung auch eine Immunantwort gegen das modifizierte Trägervirus (welches Bestandteil des Impfstoffs ist) bilden kann. Der Erfolg der zweiten Impfung wäre dann eingeschränkt. Deshalb werden beim russischen Impfstoff Sputnik V unterschiedliche Trägerviren für die erste und die zweite Impfdosis verwendet.

Es muss allerdings betont werden, dass sowohl der Impfstoff von Astra Zeneca als auch der Impfstoff von Johnson & Johnson die Wirksamkeit klar belegen konnten.

6.6   Was sind Totimpfstoffe?

In den Medien häufen sich Berichte zu Corona-Totimpfstoffen verschiedener Unternehmen, welche nun in Europa auf den Markt kommen[11]. Insbesondere besteht die Hoffnung, dass diese Impfstoffe auch Impfskeptiker überzeugen.

Während die zunächst in Europa zugelassenen Impfstoffe auf den modernen Methoden der mRNA-Technologie oder der Vektor-Technologie basieren, werden Totimpfstoffe auf Basis von deaktivierten/abgetöteten Coronaviren hergestellt. Das Verfahren der Verwendung abgetöteter Viren ist seit vielen Jahrzehnten bekannt und etabliert; zahlreiche aktuell am Markt verfügbaren Impfstoffe basieren auf dieser Technologie (z. B. Hepatitis B (Gelbsucht), Polio (Kinderlähmung) und Tetanus (Wundstarrkrampf)).

Bei diesen Impfstoffen werden lebende Viren (üblicherweise durch chemische Methoden) abgetötet/deaktiviert; sie sind dann nicht mehr in der Lage, sich zu vermehren. In der Vakzine kommen dann die abgetöteten Viren oder Teile davon zum Einsatz, welche vom Körper als fremd erkannt werden und dadurch eine Im-

---

11 Zum Zeitpunkt der Drucklegung ist der Impfstoff der Firma Novavax in der EU zugelassen.

munantwort auslösen. Die Impfstoffe der Unternehmen Valneva und Novavax[12] gehören zu dieser Gruppe.

Nach gegenwärtigem Kenntnisstand ist deren Wirksamkeit vergleichbar mit den verfügbaren mRNA oder Vektor Impfstoffen.

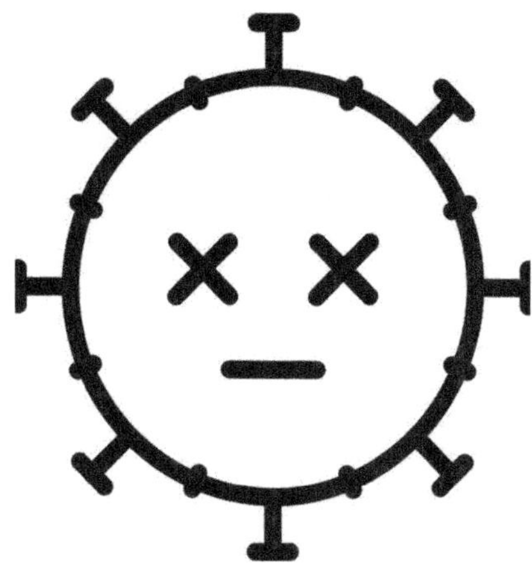

Totimpfstoffe enthalten inaktivierte Viren oder Teile davon.

6.7 Sollte man sich mit Totimpfstoffen impfen lassen?

In Europa wurden zuerst Corona Impfstoffe vom Typ der mRNA Impfstoffe und der Vektor Impfstoffe zugelassen. Nach einer Impfung mit diesen Impfstoffen stellt der menschliche Körper das Spike-Protein des Coronavirus her; dieses Spike-Protein befindet sich an der Ober-

---

12 Der Impfstoff der Firma Novavax enthält im Labor hergestellte Bestandteile des Spike Proteins und ist daher streng genommen ein Proteinimpfstoff

fläche des Virus und verleiht ihm das typische Aussehen.

Das Immunsystem des menschlichen Körpers erkennt das Spike-Protein als fremd und eine Immunreaktion gegen dieses Protein wird ausgelöst. Kommt es später zum Kontakt mit echten Coronaviren, erkennt das Immunsystem das Spike-Protein und löst eine Abwehrreaktion aus.

Die in Europa zugelassenen mRNA- und Vektorimpfstoffe haben bewiesen, dass sie gut wirksam sind und dass bei der Anwendung nur in sehr seltenen Fällen ernste Nebenwirkungen auftreten. Eine Infektion mit dem Coronavirus ist die Gefahr, nicht die möglichen Nebenwirkungen der Impfung.

Es befinden sich auch klassische Impfstoffe («Totimpfstoffe») im Zulassungsverfahren bei Europäischen Behörden[13]. Bei diesen Impfstoffen werden lebende Viren chemisch deaktiviert; diese sind dann nicht mehr in der Lage, sich zu vermehren. Impfstoffe enthalten inaktivierte Viren oder Teile davon. Ein Sonderfall dieses Impfstofftyps ist die Vakzine des Unternehmens Novavax. Für diesen Impfstoff werden die Viruspartikel aus Zellkulturen (und nicht aus Viren) gewonnen. Durch eine Impfung mit einem dieser Impfstoffe wird eine Immunreaktion gegen Bestandteile der inaktiven Viren aus-

---

13 Der Impfstoff der Firma Novavax ist zum Zeitpunkt der Drucklegung bereits in der EU zugelassen

gelöst; ein späterer Kontakt mit lebenden Viren löst dann eine Abwehrreaktion aus.

Die aktuell vorliegenden Daten lassen vermuten, dass die Wirksamkeit dieser klassischen Impfstoffe ähnlich gut ist, wie die der bereits verfügbaren Impfstoffe.

Aus pharmazeutischer Sicht gibt es somit keinen Grund auf eine Impfung mit einem Totimpfstoff zu bestehen. Für Personen, welche mRNA oder Vektor Impfstoffen nicht vertrauen, ist eine Impfung mit einem zugelassenen Totimpfstoff zu empfehlen. Es muss allerdings beachtet werden, dass zu keinem Impfstoff eine Aussage zu seiner Wirksamkeit gegen neue Mutationen möglich ist.

Im Zweifel sollte daher bei der Auswahl eines für eine Person geeigneten Impfstoffs ein Arzt konsultiert werden. Die aktuelle Empfehlung der zuständigen Impfkommission kann auch wertvolle Hinweise liefern. Details hierzu können Sie über Ihre lokale Corona-Hotline erfragen.

6.8   Was ist eine Booster-Impfung?

Der Begriff «Booster» stammt aus dem Englischen und bedeutet «Verstärker». Diese «Verstärker-Impfung» ist im Grunde genommen eine «Auffrischungsimpfung».

Die in Europa zugelassenen Corona-Impfstoffe bieten den besten Schutz zwei Wochen nach vollständiger Impfung (für eine vollständige Impfung sind bei den meisten Impfstoffen 2 Impfungen erforderlich), danach nimmt der Impfschutz kontinuierlich ab. Die Geschwindigkeit der Abnahme des Impfschutzes ist individuell unterschiedlich.

Um einen dauerhaften Schutz zu gewährleisten, ist es somit erforderlich, regelmäßige Auffrischungsimpfungen durchzuführen. Die Notwendigkeit für diese «Booster-Impfungen» ist nicht neu – Auffrischungsimpfungen werden bei vielen bekannten Impfungen angewendet.

Da die Corona-Krankheit eine neue Erkrankung darstellt und Impfstoffe erst seit Ende 2020 zur Verfügung stehen, ist noch keine Aussage dazu möglich, in welchen Intervallen Auffrischungsimpfungen erforderlich sind. Die erste Booster-Impfung wird für die meisten Impfstoffe[14] 4 – 6 Monate nach der letzten Impfung empfohlen. Die Notwendigkeit für Auffrischungsimpfungen kann auch vom Auftreten neuer Virusmutationen abhängen, welche möglicherweise einen modifizierten Impfschutz erfordern.

Untersuchungen zu dem Thema laufen, damit die zuständigen Behörden in der Lage sind, begründete Empfehlungen abzugeben. Der aktuelle Status kann über die lokale Corona-Hotline erfragt werden.

---

14 Beim Impfstoff von Johnson & Johnson wird eine Auffrischungsimpfung bereits 4 Wochen nach der ersten Impfung empfohlen.

Es gibt erste Hinweise darauf, dass der Effekt einer Booster-Impfung besonders stark sein kann, wenn diese mit einem anderen Impfstoff durchgeführt wird als die ursprüngliche Impfung (sogenannte «Kreuzimpfung»). Es gibt somit keinen Grund zu verlangen, dass die Booster-Impfung mit dem bisher verwendeten Impfstoff durchgeführt wird.

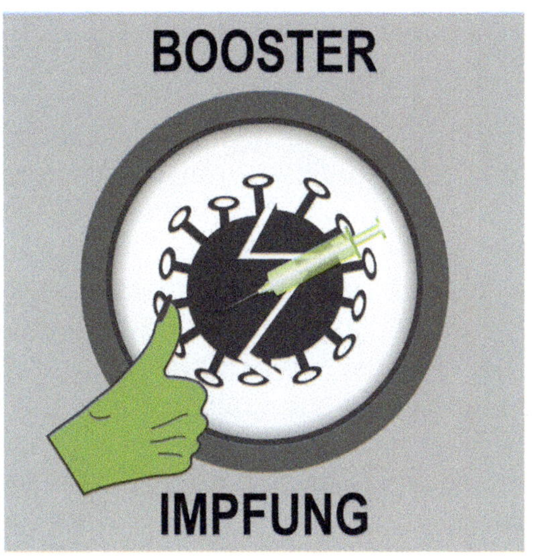

Eine Booster-Impfung ist eine Auffrischungsimpfung, welche einen bestehenden Restimpfschutz verstärken und verlängern soll.

6.9 Welche Nebenwirkungen wurden im Zusammenhang mit einer Corona-Impfung beobachtet?

Im Rahmen der klinischen Studien muss ein Pharmaunternehmen nicht nur die Wirksamkeit eines Arzneimittels beweisen, sondern auch die

Qualität und Unbedenklichkeit. Eine Zulassung für ein neues Arzneimittel wird von der zuständigen Behörde nur dann erteilt, wenn ein günstiges Nutzen-Risiko-Profil vorliegt (das heißt, dass der Nutzen des Arzneimittels die Risiken/Nebenwirkungen deutlich überwiegt). Nach der Zulassung werden dann alle Informationen zu möglichen Nebenwirkungen zentral erfasst und regelmäßig ausgewertet. Somit ist für alle in Europa zugelassenen Corona-Impfstoffe eine aktuelle Datenbank vorhanden.

Eine Impfung soll immer eine Reaktion des Immunsystems auslösen, daher ist eine Impfreaktion – welche als Nebenwirkung wahrgenommen wird – normal. Bei Corona-Impfungen ist das Ausmaß der Reaktion nach der zweiten Impfung meist stärker als nach der ersten Impfung. Bei Auffrischungsimpfungen («Booster-Impfungen») sind die Nebenwirkungen dann in der Regel nicht stärker als bei der zweiten Impfung. Auf Basis der vorliegenden Daten ist es wahrscheinlich, dass bei Personen ohne ernste Vorerkrankungen über einen kurzen Zeitraum nach der Impfung folgende Symptome auftreten können:

- Schmerzen an der Einstichstelle
- Schüttelfrost
- Fieber
- Muskelschmerzen
- Gelenkschmerzen
- Müdigkeit
- Kopfschmerzen

In selteneren Fällen wurden über einen kurzen Zeitraum auch Nebenwirkungen wie Schlaflosigkeit, Lymphknotenschwellungen, Juckreiz und Ausschlag beobachtet. In sehr seltenen Fällen wurden vorübergehende Fälle von Gesichtslähmungen, starke Schwellungen im Gesicht, Herzmuskelentzündungen und allergische Reaktionen (anaphylaktischer Schock) berichtet.

Darüber hinaus wurden nach einer Impfung mit den Vektorimpfstoffen von Astra Zeneca oder Johnson & Johnson in sehr seltenen Fällen (weniger als 0,01 %) Blutgerinnsel (Thrombosen) beobachtet, welche in Einzelfällen, insbesondere bei jüngeren Frauen, tödlich verliefen (Hirnvenenthrombosen).

Daher wurde in Deutschland und Österreich eine Empfehlung ausgesprochen, nur bestimmte Personengruppen mit diesen Vektorimpfstoffen zu behandeln. In der Schweiz ist der Impfstoff von Astra Zeneca nicht zugelassen, der Impfstoff von Johnson & Johnson kann in der Schweiz nach Rücksprache mit einem Arzt angewendet werden.

Die zuständigen Behörden erfassen ständig alle Informationen zu Nebenwirkungen der Corona-Impfstoffe. Auf Basis dieser Informationen wird die Nutzen-Risiko-Bewertung jedes einzelnen Impfstoffs regelmäßig überarbeitet.

Zugelassene Impfstoffe können somit entsprechend den Empfehlungen der zuständigen Impfkommissionen ohne Bedenken verwendet werden.

Zu den aktuell in Europa zugelassenen Impfstoffen kann festgestellt werden, dass nicht die Impfung das größere Risiko birgt, sondern eine Corona-Erkrankung.

Für Personen mit ernsten Vorerkrankungen und für Schwangere ist allerdings zu empfehlen, die Entscheidung über eine Impfung mit einem Arzt abzustimmen.

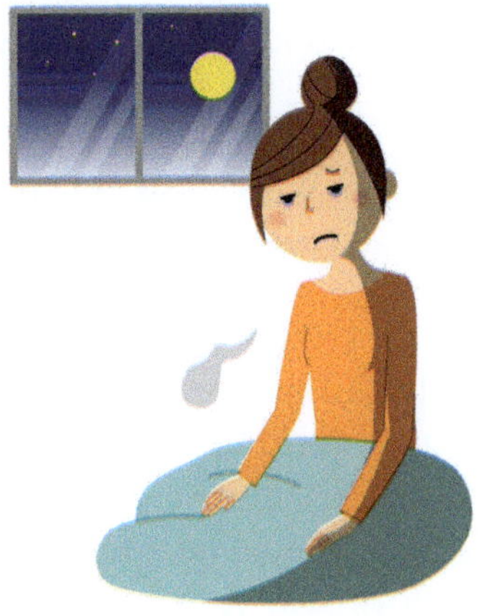

Die Immunantwort des Körpers auf eine Impfung wird als Nebenwirkung wahrgenommen.

6.10 Soll ich mich auch impfen lassen, wenn ich eine ernste Vorerkrankung habe?

Es gibt Vorerkrankungen, bei denen eine Corona-Infektion einen besonders schweren Verlauf zeigen kann. Man könnte nun annehmen, dass für Personen mit diesen Vorerkrankungen eine

Impfung grundsätzlich dringend empfohlen wird.

Bei bestimmten Vorerkrankungen sollte allerdings eine Impfung nicht oder nur unter besonderer Beobachtung durchgeführt werden, da die Impfung ernste Nebenwirkungen zeigen könnte.

Bei Vorliegen einer ernsten Vorerkrankung ist daher grundsätzlich zu empfehlen, die Entscheidung über eine Impfung mit einem Arzt abzustimmen. Dies trifft insbesondere zu für Krebspatienten, beim Vorliegen einer Autoimmunerkrankung, bei einer Blutgerinnungsstörung sowie für Personen, welche mit Immunsuppressiva oder mit Blutgerinnungshemmern behandelt werden.

6.11 Warum sollte ich mein Kind impfen lassen?

Mit Ausbruch der Corona-Pandemie (im Frühjahr 2020) wurden Vermutungen geäußert, dass Kinder nicht an Corona erkranken können.

Mittlerweile ist bekannt, dass auch Kinder erkranken und Krankheitssymptome aufweisen können – auch wenn die Krankheit meist milder verläuft als bei älteren Patienten.

Dennoch muss klar betont werden, dass auch bei Kindern schwere Krankheitsverläufe – bis hin zu Todesfällen – beobachtet wurden.

Es ist ebenfalls bekannt, dass Kinder an «Long Covid» und an «Post Covid» erkranken können – mit unabsehbaren Folgen für ihr weiteres Leben.

Bei der Entscheidung, sein Kind gegen die Corona-Krankheit impfen zu lassen, sollte immer die aktuelle Sichtweise der zuständigen Impfkommission berücksichtigt werden. Diese wertet alle verfügbaren Daten aus und gibt auf Basis einer objektiven Nutzen-Risiko-Bewertung eine Empfehlung für bestimmte Altersgruppen je Impfstoff ab. Bei Fragen hierzu können Sie sich an einen Arzt oder Apotheker wenden.

Es sollte auch beachtet werden, dass ein infiziertes Kind – auch bei mildem Krankheitsverlauf – andere Personen mit der Corona-Krankheit anstecken kann. Das aktuelle Infektionsgeschehen lässt den Schluss zu, dass sich nicht-geimpfte Kinder bald infizieren werden und dadurch zur weiteren Ausbreitung der Krankheit beitragen.

Insofern ist auch für Kinder die Einhaltung des «AHA-Prinzips» (Abstand halten, allgemeine Hygiene beachten, im Alltag Maske tragen) wichtig.

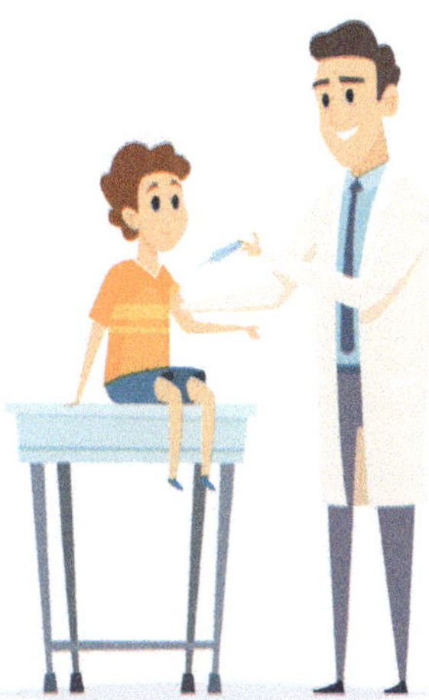

Kinder sollten geimpft werden, wenn eine Empfehlung der zuständigen Impfkommission vorliegt.

6.12 Wenn eine Corona-Impfung keine Nebenwirkungen hat, warum muss ich dann eine Einwilligung unterschreiben?

Es ist nicht korrekt, dass eine Corona-Impfung keine Nebenwirkungen hat. Eine Impfung soll eine Reaktion des Immunsystems auslösen, welche als Nebenwirkung wahrgenommen werden kann. Allerdings sind die möglichen Nebenwirkungen im Vergleich zum Nutzen der Impfung vernachlässigbar.

Grundsätzlich ist für jeden medizinischen Eingriff – eine Impfung ist auch ein medizinischer Eingriff – eine Einverständniserklärung des Patienten erforderlich. Hierdurch bestätigt der Patient, dass er über mögliche Risiken aufgeklärt wurde und mit dem Eingriff (in diesem Fall mit der Impfung) einverstanden ist.

Im Falle einer Corona-Impfung geben sich viele Ärzte und Testzentren mit einer mündlichen Einverständniserklärung zufrieden. Teilweise wird aber auch eine schriftliche Einwilligung gefordert.

In einigen Internetforen wird die Behauptung verbreitet, dass diese Erklärung einem Haftungsverzicht gleichkommt. Dies ist nicht zutreffend.

Die Einverständniserklärung des Patienten ist nichts weiter als die bei jedem medizinischen Eingriff erforderliche Zustimmung des Patienten zur Durchführung der Behandlung

Bei jedem medizinischen Eingriff muss der Patient sein Einverständnis erklären – dies gilt auch für Impfungen.

6.13 Die aktuell verfügbaren Corona-Impfstoffe werden durch Injektion in den Oberarm verabreicht. Wird sich das bald ändern?

Bei den aktuell am Markt verfügbaren Corona-Impfstoffen spielte der Faktor «Zeit» die wesentliche Rolle: neue Impfstoffe sollten möglichst schnell auf dem Markt sein. Die Standardmethode zur Verabreichung (Applikation) von Impfstoffen ist die Injektion. Eine Entwicklung anderer Verabreichungsmethoden hätte Zeit gekostet und daher die Markteinführung verzögert.

Derzeit laufen aber zahlreiche Studien mit verschiedenen Impfstoffen für angenehmere Applikationsmethoden; hier eine Auswahl:

- Verabreichung als Tablette, bei der die Freisetzung des Impfstoffs im Dünndarm erfolgen soll
- Verabreichung als Schluckimpfung (wie bei «Polio» bekannt)
- Verabreichung als Nasenspray
- Verabreichung als Pflaster (mit feinen Nädelchen)

Es ist davon auszugehen, dass per Spritze verabreichte Impfstoffe auch dauerhaft eine Rolle spielen werden. In Zukunft werden aber Alternativen angeboten. Aktuell ist schwer absehbar, welche Anwendungsformen sich am Markt durchsetzen werden, da dies vom Verhalten der Ärzte und der Patienten abhängt.

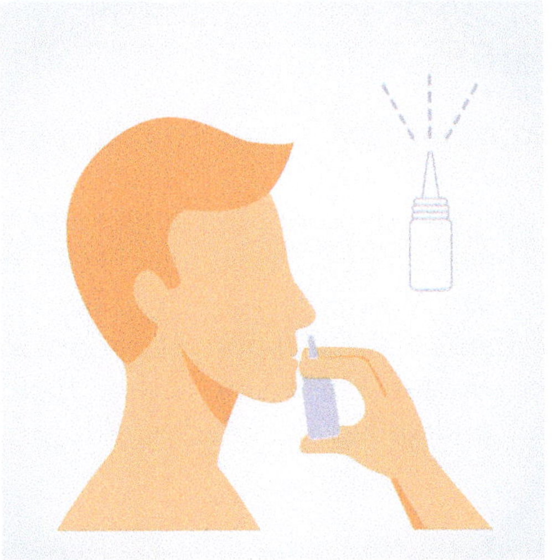

Es laufen aktuell Studien zur Verabreichung von Impfstoffen als Nasenspray.

7

Impfstoffe:
wie gut wurden sie
entwickelt?

7.1 Warum war es möglich, Corona-Impfstoffe in so kurzer Zeit zu entwickeln?

In der Vergangenheit dauerte die Entwicklung eines Impfstoffs mindestens 10 Jahre – in Einzelfällen sogar mehr als 20 Jahre. Daher stellen viele die Frage, wieso die Entwicklung von Corona-Impfstoffen in weniger als einem Jahr möglich war.

Die Hauptgründe für diese kurze Entwicklungszeit sind:

- Staatliche Garantien für notwendige Investitionen: Eine Impfstoffentwicklung birgt üblicherweise ein großes finanzielles Risiko. Da durch staatliche Garantien dieses Risiko beseitigt wurde, konnten zahlreiche Pharmafirmen und Institute zeitgleich und mit hoher Priorität an der Entwicklung eines Impfstoffs arbeiten. Wegen der globalen Bedrohung kam es hier zu einem offenen Informationsaustausch und zur Bildung zahlreicher Kooperationen.

- Geschwindigkeit vor Innovation: Die Technologien der in Europa zuerst zugelassen Impfstoffe – mRNA und Vektor – waren bereits seit Jahrzehnten erforscht und daher gut bekannt.

- Der Erreger der Corona Krankheit ist eng mit dem Virus SARS-CoV-1 (dem Erreger der Krankheit SARS) verwandt. Seit 2002 laufen intensive Forschungen an diesem Virus; diese Erkenntnisse konnten bei der Entwicklung der Corona Impfstoffe genutzt werden.

- Genügend freiwillige Teilnehmer für klinische Prüfungen: Im Rahmen von Impfstoffentwicklungen kostet es normalerweise viel Zeit, genügend freiwillige Kandidaten (Probanden) für die Teilnahme an den klinischen Studien zu gewinnen. Da eine pandemische Lage bestand, war die Rekrutierung von Studienteilnehmern kein Problem.

- Beschleunigtes Zulassungsverfahren: Üblicherweise müssen Pharmaunternehmen ein komplettes Zulassungsdossier – welches z. B. die Daten zu den klinischen Phasen I, II und III enthält – einreichen. Dieses Dossier ist ein sehr umfangreiches Datenpaket und eine Beurteilung durch die Behörden ist sehr zeitaufwändig. Sowohl die Europäische Zulassungsbehörde EMA, als auch die Schweizer Behörde Swissmedic haben Anträge für eine bedingte (zeitlich befristete) Zulassung von Corona-Impfstoffen akzeptiert und priorisiert mit dem «rollierenden Verfahren» bearbeitet. Bei diesem können laufend Daten zu Wirkungen und Nebenwirkungen im Zusammenhang mit der Impfung eingereicht werden, sodass die Beurteilung der Behörden parallel zum Entwicklungsprozess stattfindet. Für die Erteilung einer bedingten Zulassung muss der Nachweis der Qualität, Wirksamkeit und Unbedenklichkeit des Produktes erbracht werden. Zudem muss der Hersteller sich verpflichten, regelmäßig (bei den Corona-Impfstoffen monatlich) neue Daten nachzureichen.

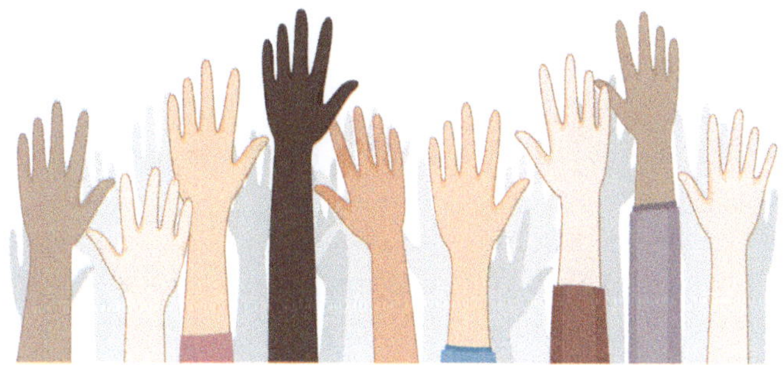

Das Rekrutieren von genügend freiwilligen Teilnehmern für klinische Studien mit Corona Impfstoffen war kein Problem.

7.2 Was ist die Notfallzulassung eines Arzneimittels?

Bei einer Notfallzulassung handelt es sich nicht um eine formale Zulassung eines Arzneimittels, sondern um die (im Regelfall zeitlich befristete) Ausnahme von der Zulassungspflicht auf Grund einer Notsituation.

Das Thema hat Schlagzeilen gemacht, da in den USA und in Großbritannien Notfallzulassungen für bestimmte Corona-Impfstoffe erteilt wurden. Im Ergebnis waren diese Impfstoffe dann ohne formale Lizenz in diesen Ländern verfügbar und wurden auch bei Menschen eingesetzt. Eine Verwendung in anderen Ländern ist mit einer Notfallzulassung nicht möglich. Es muss betont werden, dass sowohl die amerikanische als auch die britische Behörde eine Notfallzulassung erst dann erteilt haben, als hinreichende Daten vorlagen, welche eine positive Nutzen-Risiko-Bewertung der Impfstoffe zuließen.

Die Presse beschäftigte sich verstärkt mit dem Thema der Notfallzulassung von Corona-Impfstoffen, da in diesem Fall die Frage der Haftung unklar ist. Wenn Hersteller auf Basis einer formalen Zulassung/Lizenz ein Arzneimittel in den Handel bringen, ist klar geregelt, dass der Hersteller für Mängel des Produktes haftbar ist. Wenn Arzneimittel ohne Zulassung/Lizenz in den Handel kommen, existieren hierfür aber keine Regelungen zur Haftung.

In der EU und in der Schweiz gibt es nach geltendem Recht keine Möglichkeit für die Notfallzulassung eines Arzneimittels. Innerhalb der EU können aber einzelne Mitgliedsstaaten eine Rechtsgrundlage für eine Notfallzulassung schaffen; dies ist z.B. in Deutschland geschehen. Es kursierten Gerüchte, dass auch in Europa Impfstoffe auf Basis einer Notfallzulassung im Einsatz sind. Dies war aber tatsächlich nur in Großbritannien der Fall. In der EU und der Schweiz wurden Corona Impfstoffe auf Grundlage einer bedingten/befristeten Zulassung eingesetzt. Dies wird im Kapitel «Was ist eine bedingte Zulassung eines Arzneimittels?» beschrieben. Zwischenzeitlich wurden in den USA und in Großbritannien formale Zulassungen für die Impfstoffe erteilt, welche zunächst auf Basis einer Notfallzulassung auf dem Markt waren.

In Deutschland wurde die Erteilung einer Notfallzulassung für das Corona Arzneimittel der Firma Pfizer (Paxlovid®) geprüft (siehe Kapitel: «Gibt es wirksame Arzneimittel gegen Corona?»)- in den USA ist dieses Präparat auf Basis einer Notfallzulassung verfügbar. Mittlerweile hat sich die Europäische Arzneimittelbehörde EMA für die Erteilung einer bedingten Zulassung für Paxlovid® ausgesprochen, so dass das Arzneimittel in der gesamten EU zur Verfügung steht.

7.3 Was ist eine bedingte Zulassung eines Arzneimittels?

Die bedingte Zulassung (Bezeichnung in der EU: Conditional Marketing Authorisation / CMA) kann in der EU und der Schweiz dann beantragt werden, wenn es nachweislich einen ungedeckten medizinischen Bedarf gibt, aber noch nicht alle für eine reguläre Zulassung notwendigen Daten vorliegen. Um eine bedingte Zulassung zu erhalten muss der Hersteller mindestens nachweisen, dass der Nutzen der sofortigen Verfügbarkeit des Präparates die Risiken überwiegt. Zudem muss der Hersteller sich verpflichten, regelmäßig weitere Daten zu liefern – mit dem Ziel, eine reguläre Zulassung zu erhalten. Eine bedingte Zulassung wird dann üblicherweise mit einer Befristung auf ein Jahr erteilt; sie wird daher auch als «befristete Zulassung» bezeichnet. Diese Zulassung kann auf Antrag des Herstellers um jeweils ein Jahr verlängert werden.

Im Fall der Corona-Impfstoffe, für die eine bedingte Zulassung erteilt wurde, konnten die Hersteller die erforderliche Qualität, Wirksamkeit und Unbedenklichkeit ihrer Produkte nachweisen. Hierzu wurden umfangreiche Datenpakete vorgelegt. Es ist korrekt, dass weniger Daten zu Studien der Phase III vorgelegt wurden, als für eine nicht-bedingte Zulassung erforderlich wären. Dennoch waren die vorgelegten Daten ausreichend, um klar ein positives Nutzen-Risiko-Profil nachzuweisen. Die fehlenden, für die Erteilung einer regulären Zulassung erforderlichen Studien laufen – diese zeigen bisher keine unerwarteten Befunde. Über diese Studiendaten werden die Behörden laufend informiert. Zudem haben sich die Hersteller verpflichtet, zusätzlich zu den üblichen Anforderungen monatliche Sicherheitsberichte vorzulegen.

Eine bedingte Zulassung ist eine zeitlich begrenzte Zulassung. Sie wird nur dann erteilt, wenn der Nachweis der Qualität, Wirksamkeit und Unbedenklichkeit des Arzneimittels erbracht ist.

7.4 Welche Langzeitnebenwirkungen können durch eine Impfung mit einem Corona-Impfstoff entstehen?

Die in Europa zuerst zur Bekämpfung des Coronavirus zugelassenen Impfstoffe gehören zu den Klassen der mRNA-Impfstoffe (BioNTech/ Pfizer und Moderna) sowie der vektorbasierten Impfstoffe (Johnson & Johnson und Astra Zeneca[15]). Mittlerweile wurde mit der Vakzine der Firma Novavax auch ein Produkt mit Bestandteilen des Spike Proteins des Coronavirus in der EU zugelassen.

Weltweit sind weitere Impfstoffe im Einsatz oder im Zulassungsverfahren, darunter auch Produkte mit inaktivierten Viren (z. B. Vero® von Sinopharm; China oder der Impfstoff von Valneva; Frankreich/Österreich).

Alle diese Impfstoffe lösen im Körper eine Immunantwort unter anderem durch die Bildung körpereigener Antikörper gegen das Coronavirus aus.

Eine Zulassung eines Impfstoffs in der EU und der Schweiz erfolgt ausschließlich nach einer positiven Nutzen-Risiko-Abwägung. Dies bedeutet, dass eine Zulassung nur erteilt wird, wenn die Risiken im Verhältnis zum Nutzen vernachlässigbar sind. Mit anderen Worten: eine Infektion mit dem Virus ist das Risiko- nicht die möglichen Nebenwirkungen einer Impfung.

---

15 Der Impfstoff von Astra Zeneca ist in der Schweiz nicht zugelassen.

Trotzdem werden Nebenwirkungen im Zusammenhang mit der Corona-Impfung beobachtet (siehe hierzu das Kapitel: «Welche Nebenwirkungen wurden im Zusammenhang mit einer Corona-Impfung beobachtet?»). Diese Nebenwirkungen treten allerdings grundsätzlich in zeitlichem Zusammenhang mit der Impfung auf.

Langzeitnebenwirkungen sind bei Arzneimitteln bekannt, welche über einen längeren Zeitraum regelmäßig eingenommen werden müssen (z. B. Arzneimittel gegen Bluthochdruck – hier ist üblicherweise eine tägliche Einnahme über längere Zeiträume erforderlich). Die Wirkstoffe dieser Arzneimittel (und deren Abbauprodukte) befinden sich dann über einen längeren Zeitraum ständig im Körper und können zu Langzeitnebenwirkungen führen.

Da die Bestandteile aller bekannten Corona-Impfstoffe innerhalb weniger Stunden vom Körper vollständig abgebaut werden, ist das Auftreten von Langzeitnebenwirkungen im Zusammenhang mit einer Impfung nicht zu erwarten.

Allerdings ist zu beachten, dass die Wirksamkeit der Vakzine sich mit der Zeit verändert; bei den verfügbaren Corona-Impfstoffen ist bekannt, dass deren Wirksamkeit mit der Zeit abnimmt.

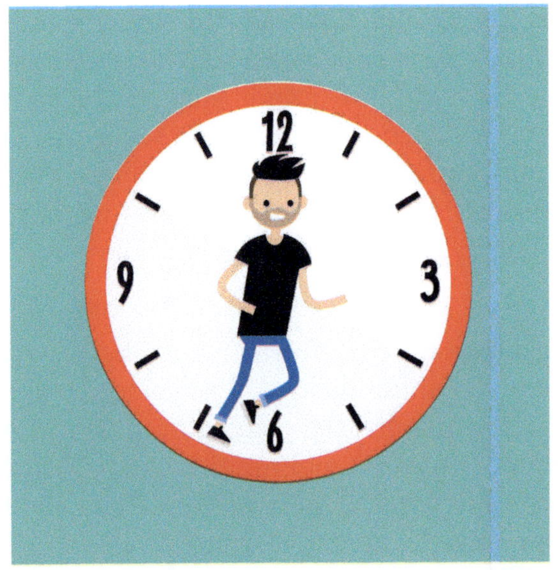

Langzeitnebenwirkungen sind bei den zugelasse-
nen Corona Impfstoffen nicht zu erwarten, da ihre
Bestandteile im Körper innerhalb von wenigen
Stunden abgebaut werden.

7.5 Warum gibt es keine Langzeitstudien zu den in Europa zugelassenen Corona-Impfstoffen?

Der Begriff «Langzeitstudie» im Zusammenhang mit der Entwicklung und Zulassung von
Arzneimitteln ist kein feststehender Begriff. Ich
möchte daher zunächst einen kurzen Überblick
geben, welche Studien am Menschen vor der
Zulassung eines Arzneimittels durchgeführt
werden.

Voraussetzung für die Durchführung von Studien am Menschen ist ein erfolgreicher Ab-

schluss der vorklinischen Entwicklung, bei der u. a. mögliche schädliche Wirkungen an Tieren untersucht werden. Es folgen dann bis zur Zulassung weitere drei Phasen klinischer Studien am Menschen:

- Phase I: Studie an wenigen gesunden Menschen: Hier wird insbesondere die Verträglichkeit eines Arzneimittels untersucht.

- Phase II: Studie an wenigen kranken Menschen: Hier werden Hinweise auf die richtige Dosierung, Wirksamkeit und Hinweise auf mögliche Nebenwirkungen untersucht. Da Impfstoffe einer Krankheit vorbeugen sollen, werden Phase II Studien bei Impfstoffen an gesunden Personen durchgeführt.

- Phase III: Studie an einer höheren Anzahl – im Regelfall mehreren tausend – Patienten auf Wirksamkeit sowie hinsichtlich unerwünschter Wirkungen und Wechselwirkungen mit anderen Arzneimitteln. Hier werden Untersuchungen an verschiedenen Orten durchgeführt, um unterschiedliche Patientengruppen miteinander vergleichen zu können.

Dauer und Umfang der einzelnen Teilstudien hängt hierbei von der Art des Arzneimittels ab: Wenn Arzneimittel regelmäßig über einen längeren Zeitraum eingenommen werden sollen (z. B. blutdrucksenkende Arzneimittel, welche üblicherweise täglich über einen Zeitraum von Jahren eingenommen werden und bei denen deshalb der Wirkstoff und dessen Abbauprodukte über den gesamten Anwendungszeitraum im Körper nachweisbar sind) werden die einzelnen Studien über einen längeren Zeitraum durchgeführt als bei Arzneimitteln, welche nur kurzzeitig angewendet werden sollen.

Die in Europa zugelassenen Corona-Impfstoffe werden zunächst zwei Mal (Impfstoff von Johnson & Johnson nur ein Mal) verabreicht. Zu einem späteren Zeitpunkt (erste Booster-Impfung für die meisten Personen nach 4-6 Monaten) werden nach aktuellem Kenntnisstand Auffrischungsimpfungen erforderlich sein.

Diese Art der Anwendung der Impfstoffe wird nicht als regelmäßige Anwendung über einen längeren Zeitraum angesehen, da der Impfstoff bereits wenige Stunden nach der Impfung vollständig vom Körper abgebaut wird. Es sind keine Langzeiteffekte bei diesen Impfstoffen möglich, da der Impfstoff nicht über längere Zeit im Körper verbleibt.

Die in Europa zugelassenen mRNA- und Vektorimpfstoffe wurden von den Behörden mit Hilfe des «rollierenden Verfahrens» beurteilt; hierbei werden Daten vom Unternehmen parallel zum laufenden Entwicklungsprozess eingereicht. Nach Vorlage einer ausreichenden Datenbasis haben die Behörden (EMA für die EU, Swissmedic für die Schweiz) dann eine bedingte Zulassung (zunächst befristet auf ein Jahr) erteilt.

Voraussetzung für die Erteilung einer bedingten Zulassung ist der Nachweis von Qualität, Wirksamkeit und Unbedenklichkeit. Zusätzlich muss vom Hersteller belegt werden, warum die Vorteile einer beschleunigten Zulassung die Nachteile überwiegen.

Es muss ausdrücklich betont werden, dass Arzneimittel, für die eine bedingte Zulassung erteilt wurde, sicher und zuverlässig sind – sonst würden die Behörden diese Zulassung nicht erteilen. Bei den Corona-Impfstoffen wurden von den Herstellern umfangreiche Datenpakete vorgelegt, auch zu Studien der Phase III. Der Inhalt dieser Daten konnte den Nutzen dieser Impfstoffe im Rahmen der erforderlichen Nutzen-Risiko-Bewertung klar belegen.

Es ist korrekt, dass für die Erteilung einer bedingten Zulassung der Corona-Impfstoffe weniger Daten zu Studien der Phase III vorgelegt wurden, als es für eine nicht-bedingte Zulassung erforderlich wären. Diese Studien laufen aber; die Europäischen Behörden werden über diese Studienergebnisse laufend informiert. Zu keinem der bedingt zugelassenen Impfstoffe gibt es Hinweise auf unerwartete oder problematische Befunde- deshalb wurden die erteilten bedingten Zulassungen um ein weiteres Jahr verlängert.

Zudem muss bemerkt werden, dass Impfstoffe gegen Covid-19 mittlerweile zig-millionenfach eingesetzt wurden, so dass eine sehr gute Datenbasis für die Beurteilung dieser Produkte vorliegt. Alle Hinweise auf Nebenwirkungen oder besondere Effekte (z. B. veränderter Impfschutz) in Verbindung mit der Anwendung der Impfstoffe werden in einem Zentralregister kontinuierlich gesammelt und regelmäßig von der zuständigen Behörde und auch von den verantwortlichen Pharmaunternehmen ausgewertet. Diese Vorgehensweise ist vom Arzneimittelgesetz für alle zugelassenen Arzneimittel zwingend vorgeschrieben – dies dient der Feststellung von Änderungen im Nutzen-Risiko-Profil (ein wesentliches Kriterium für die Zulassung eines Arzneimittels) und ermöglicht, falls erforderlich, das umgehende Ergreifen geeigneter Maßnahmen. Insofern ist die Annahme korrekt, dass mit zunehmender Zeitdauer nach Zulassung eines Arzneimittels die Datenbasis zu möglichen Nebenwirkungen oder Effekten kontinuierlich größer wird. Die aktuell vorliegenden Daten unterstreichen klar das positive Nutzen-Risiko-Profil einer Corona-Impfung für alle in Europa (einschließlich der Schweiz) bedingt zugelassenen Impfstoffe.

Dass dieses System sehr gut funktioniert, konnte auch bei Corona-Impfstoffen bewiesen werden: das sehr seltene Auftreten von Blutgerinnseln (Thrombosen) in Verbindung mit einer Impfung mit den Vektorimpfstoffen von Astra Zeneca und von Johnson & Johnson wurde hierdurch erkannt.

Ergänzend muss erwähnt werden, dass sich der Impfschutz mit zunehmender Zeitdauer nach der Impfung abschwächt. Dieser Effekt wird dadurch verstärkt, dass sich das Virus laufend verändert (mutiert) und schwer abschätzbar ist, wie gut ein Impfstoff gegen zukünftige Mutationen wirkt. Zu diesem Thema werden laufend Untersuchungen an allen am Markt verfügbaren Impfstoffen durchgeführt.

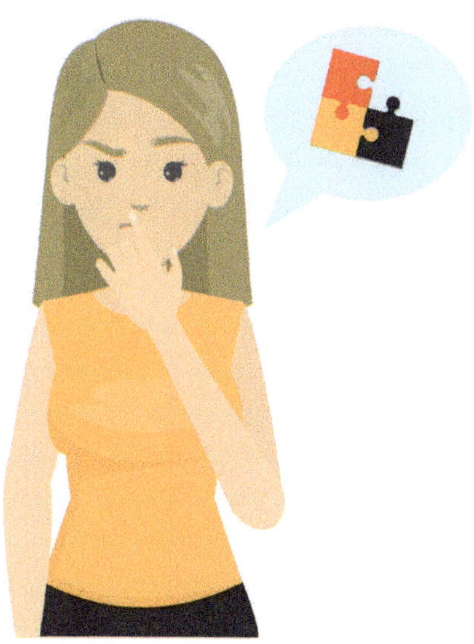

Corona Impfstoffe wurden bereits zig- millionenfach eingesetzt. Die vorhandene Datenbasis zu diesen Produkten ist daher weit grösser, als bei den meisten Arzneimitteln.

7.6 Frauen, die Contergan[R] (auch Softenon[R]) genommen haben, vertrauten der Pharmaindustrie – und nun müssen deren Kinder leiden. Warum soll ich also den Corona-Impfstoffen vertrauen, welche alle neu sind?

Contergan[R] (Wirkstoff Thalidomid) wurde am 01. Oktober 1957 als Beruhigungsmittel in den Markt eingeführt, zusätzlich wurde auch die Anwendung bei weiteren Problemen (wie z. B. bei Schlafstörungen und bei Schwangerschafts-übelkeit) empfohlen.

Die Entwicklung dieses Arzneimittels entsprach dem damaligen Stand der Technik; Tierver-suche und die ersten Anwendungen am Men-schen zeigten keinerlei Nebenwirkungen, so-dass Contergan[R] in Deutschland zunächst sogar ohne Rezept in den Apotheken erhältlich war (in Österreich und der Schweiz war das Arznei-mittel immer rezeptpflichtig).

1958 wurden in Deutschland 24 Kinder mit Fehlbildungen geboren, die Zahl erhöhte sich bis 1961 auf 1515; insgesamt wurden weltweit ca. 5000 «Contergan[R]-Kinder» geboren (es gibt auch Quellen, welche von bis zu 10000 Fällen ausgehen). Zunächst vermutete man als Ursa-che dieser Fehlbildungen Kernwaffentests – erst 1961 wurde ein möglicher Zusammenhang zwi-schen der Einnahme von Contergan[R] und den Fehlbildungen erkannt. Daher wurde Contergan^R auch in Deutschland zum 01. August 1961 rezeptpflichtig. Am 27. November 1961 wurde Contergan^R in den meisten Ländern vom Markt genommen (einschliesslich Deutschland, Österreich und der Schweiz).

Die Situation beim Contergan^R ist allerdings in keiner Weise mit den heute in Europa zugelassenen Corona-Impfstoffen vergleichbar. Sowohl die zuständigen Behörden als auch die Pharmaindustrie haben aus diesem Vorfall gelernt und klare Regeln eingeführt, welche regelmäßig überarbeitet werden.

In den 50er Jahren gab es in Europa keine verbindlichen Kriterien für die Entwicklung und Zulassung von Arzneimitteln; insbesondere war es unüblich, einen neuen Wirkstoff auf eine fruchtschädigende (teratogene) Wirkung zu überprüfen (es wurden damals also keine Untersuchungen über eine mögliche Wirkung auf ein Embryo im Mutterleib durchgeführt).

- Eine Markteinführung von Contergan^R in Deutschland erfolgte auf Basis einer Genehmigung/ Registrierung des Innenministeriums Nordrhein- Westfalen zur Herstellung des Präparates.

- Ein systematisches Verzeichnis zur Sammlung von Hinweisen auf Nebenwirkungen im Zusammenhang mit dem Gebrauch von Arzneimitteln existierte in den 50er Jahren nicht.

Als Reaktion auf Contergan^R wurde in Deutschland 1961 das Arzneimittelgesetz (AMG) in Kraft gesetzt, welches seitdem mehrfach überarbeitet wurde. Heute gelten in der EU und der Schweiz vergleichbare Regelungen. Hiernach dürfen Arzneimittel nur nach einer formalen Zulassung durch die zuständige Behörde in den Markt eingeführt werden. Ein Kriterium für die Zulassung ist der Nachweis der Qualität, Wirksamkeit und Unbedenklichkeit durch Tierversuche und durch klinische Studien am Menschen. Eine Zulassung kann dann nur erfolgen, wenn ein günstiges Nutzen-Risiko-Profil gezeigt werden kann. Zudem sind alle Hinweise auf Nebenwirkungen in einem Zentralregister zu erfassen; dies dient der kontinuierlichen Überprüfung des Nutzen-Risiko-Profils und ermöglicht, falls notwendig, das Ergreifen geeigneter Maßnahmen.

8

Impfen – Erfahrungen aus der Vergangenheit

8.1 Welche positiven Beispiele für Impferfolge gibt es?

Die durchschnittliche Lebenserwartung eines in Europa geborenen Babys steigt kontinuierlich (seit 1950 um ca. 15 Jahre). Es ist unstrittig, dass ein wesentlicher Grund hierfür die erfolgreiche Bekämpfung von Infektionskrankheiten ist. Diese Krankheiten werden entweder durch die Gabe von Arzneimitteln bei erfolgter Infektion (z. B. die Verabreichung von Antibiotika bei einer durch Bakterien verursachten Infektion) oder durch vorbeugende Impfungen bekämpft.

Es ist daher nicht verwunderlich, dass es zahlreiche Impferfolge gibt; hier einige ausgewählte Beispiele:

* Pocken: Im 20. Jahrhundert starben noch bis zu 500 Millionen Menschen an Pocken – 1979 erklärte die Weltgesundheitsorganisation (WHO) die Pocken für ausgerottet.

- Diphterie: Früher war dies eine der häufigsten Todesursachen bei Kleinkindern. Die breite Einführung der Impfung bei Kindern in den frühen 60er Jahren führte dazu, dass die Krankheit heute kaum noch eine Rolle spielt.

- Polio (Kinderlähmung): Polio brach in den 50er Jahren immer wieder seuchenartig aus und führte insbesondere bei Kindern durch Befall von Rückenmark und Gehirn zu bleibenden Lähmungen. Mittlerweile gilt Europa als Polio-freies Gebiet.

- Masern: Durch Impfungen konnte die Häufigkeit stark reduziert werden – von 1980 bis 2013 um über 95 %. Durch nachlassende Impfbereitschaft steigt die Häufigkeit nun aber wieder an.

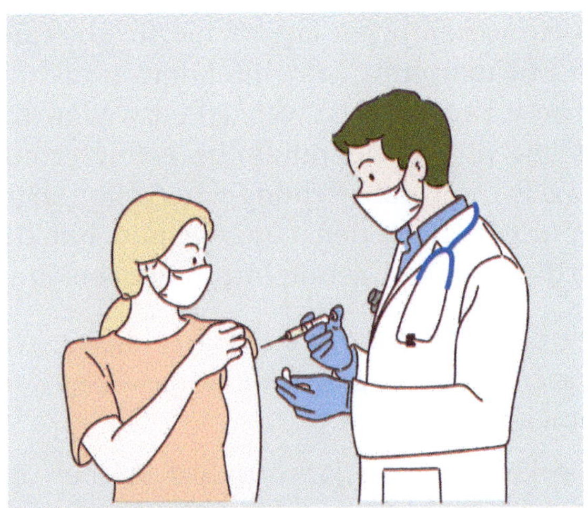

Impfungen sind ein wesentlicher Grund für das kontinuierliche Ansteigen der Lebenserwartung.

8.2 Welche Beispiele für Probleme im Zusammenhang mit Impfungen gibt es?

In einigen Internetforen wird die Sicherheit einer Corona-Impfung angezweifelt. Als Begründung werden Beispiele aus der Vergangenheit angeführt, z. B.:

Lübecker Tuberkulose-Impfunglück

Im Jahr 1930 starben in Lübeck 77 Babys als Folge einer Tuberkulose-Impfung. Als Ursache konnten Verunreinigungen im Produkt nachgewiesen werden.

Die heutigen Herstellungsverfahren sind weitaus komplexer als 1930. Zudem dürfen in der heutigen Zeit Impfstoffe nur nach erfolgter Qualitätsprüfung durch das verantwortliche Pharmaunternehmen und die zuständige Behörde auf den Markt kommen. Daher kann mit Sicherheit ausgeschlossen werden, dass heute in Europa verunreinigte Impfstoffe am Menschen angewendet werden.

Schweinegrippe-Impfkampagne in Europa

In den Jahren 2009/2010 wurden ca. 30 Millionen Personen in Europa gegen die Schweinegrippe geimpft. Hierbei wurden ca. 2500 schwere Nebenwirkungen (wie Gesichtslähmungen und allergischer Schock) in zeitlichem Zusammenhang mit der Impfung gemeldet; dies entspricht einer Häufigkeit von 0,01 %. Zudem wurden –

allerdings erst Monate nach Ende der Impfkampagne – ca. 1300 Fälle von Narkolepsie (eine noch unheilbare Schlafkrankheit), vorwiegend bei Kindern und Jugendlichen, beobachtet.

Die Ursachenforschung hierzu dauert noch an, allerdings verdichten sich die Hinweise, dass ein Wirkverstärker im Impfstoff diese Effekte erzeugt haben kann.

In Bezug auf die in Europa zugelassenen mRNA- und Vektorimpfstoffe kann man diesbezüglich Entwarnung geben, da diese keine vergleichbaren Wirkverstärker enthalten.

Zusammenfassend ist festzustellen, dass Probleme im Zusammenhang mit Impfungen sehr selten auftraten. Ausserdem haben Pharmaunternehmen und Behörden aus den bekannten Vorfällen gelernt. Es ist auszuschließen, dass bei Corona-Impfungen Effekte wie beim Lübecker Unglück oder der Schweinegrippe-Impfkampagne auftreten können.

9

Sind Arzneimittel die Rettung?

9.1 Gibt es wirksame Arzneimittel gegen Corona?

Grundsätzlich muss klar sein, dass eine Corona-Infektion eine ernste Erkrankung ist, welche tödlich verlaufen kann. Wie bei allen anderen ernsten Viruserkrankungen sollte daher eine Infektion unbedingt vermieden werden. Die Einhaltung der empfohlenen Hygienemaßnahmen wie Abstandsregeln oder das Tragen von Masken wird daher dringend empfohlen.

Berichte über die Wirksamkeit von frei zugänglichen (ohne Rezept erhältlichen) Arzneimitteln gegen Corona sind mit Vorsicht zu genießen. Bei konkreten Fragen hierzu empfehle ich, dass Sie Ihren Arzt oder Apotheker kontaktieren.

Aktuell werden zahlreiche bereits vorhandene Medikamente daraufhin geprüft, ob sie die Heilungschancen von Corona-Patienten – insbesondere denen im Krankenhaus – verbessern können. Zudem forschen mehrere Pharmaunternehmen an der Entwicklung neuer Präparate.

Da die Corona-Erkrankung ein komplexes Krankheitsbild aufweist, gibt es verschiedene Behandlungsansätze zur Linderung der Leiden. Dementsprechend sind in einzelnen Ländern unterschiedliche Arzneimittel zur Behandlung von Corona-Patienten bereits empfohlen oder zugelassen.

Die Sterblichkeitsrate von Corona-Patienten konnte durch Einsatz dieser Arzneimittel allerdings bisher nicht wesentlich reduziert werden.

Es gibt Berichte über neue «Wunderpillen», z. B. von den US-Pharmafirmen Merck und von Pfizer. Da diese beiden Produkte als Tablette angeboten werden, ist die Anwendung weit einfacher als bei aktuell verfügbaren Präparaten (welche üblicherweise als Spritze oder im Krankenhaus als Infusion verabreicht werden müssen). Daher möchte ich kurz auf diese beiden Produkte eingehen:

Merck: Das Merck Medikament wurde am 04. November 2021 in Großbritannien zugelassen; in weiteren Ländern läuft aktuell das Genehmigungsverfahren. Das Arzneimittel wird in die RNA[16] der Coronaviren eingebaut und hemmt dann die Vermehrung der Viren im Körper. Hierdurch wird der Krankheitsverlauf abge-

---

16 Der Begriff «RNA» wird mit der Frage «Was ist ein mRNA-Corona-Impfstoff» beantwortet.

schwächt. Mit der Einnahme von acht Tabletten über einen Zeitraum von fünf Tagen muss wenige Tage nach dem Auftreten der ersten Symptome begonnen werden. Die Wahrscheinlichkeit eines Krankenhausaufenthaltes wird durch die Einnahme dieses Produktes deutlich reduziert.

Pfizer: Das Pfizer-Produkt, für welches in den USA bereits eine Notfallzulassung[17] erteilt wurde, hat ein ähnliches Wirkprinzip wie das Merck Präparat. Das Unternehmen hat Zwischenergebnisse laufender Studien präsentiert, nach denen die Wahrscheinlichkeit eines Klinikaufenthaltes um bis zu 90 % reduziert wird. Auch hier muss mit der Einnahme umgehend nach dem Auftreten der ersten Symptome begonnen werden.

Zusammenfassend ist festzustellen, dass kein bisher bekanntes Arzneimittel garantieren kann, dass ein Krankenhausaufenthalt oder ein tödlicher Infektionsverlauf bei einer Corona-Infektion verhindert wird.

---

17 Die Europäische Arzneimittelbehörde hat sich für die Zulassung dieses Arzneimittels ausgesprochen, so dass nun eine EU-weite Zulassung erteilt wird.

9.2 Soll ich mich noch impfen lassen, wenn sich neue Arzneimittel als wirksam gegen Corona erweisen?

Die Corona-Infektion ist eine ernste Erkrankung, bei der jeder einzelne alle Anstrengungen unternehmen sollte, um eine Ausbreitung zu vermeiden.

Wenn sich neue Arzneimittel als wirksam gegen Corona erweisen wird es folgende Patientengruppen geben:

- Patienten, welche Zugang zu diesen Arzneimitteln bekommen und damit behandelt werden: Auch bei dieser Patientengruppe wird es Krankenhauseinweisungen und Todesfälle geben – allerdings ist die Häufigkeit schwerer Krankheitsverläufe bei dieser Patientengruppe reduziert.

- Patienten, welche keinen Zugang zu diesen Arzneimitteln bekommen: Hierfür kann es viele Gründe geben, z. B. können diese Arzneimittel wegen Lieferengpässen nicht verfügbar sein oder die Krankheit wird zu spät erkannt, sodass eine Behandlung nicht mehr erfolgsversprechend ist.

Die Corona-Pandemie wird nur dann besiegt werden können, wenn eine Ausbreitung der Infektion gestoppt werden kann. Dies erfordert, dass ein Infizierter nur mit bereits immunen Personen in engen Kontakt kommt. Diese Immunität kann entweder durch Überstehen einer

Corona-Infektion oder durch Impfung erzeugt werden.

Arzneimittel zur Behandlung einer Corona In-fektion können keine Immunität erzeugen, Da-her sind diese Arzneimittel keine Alternative zur Impfung.

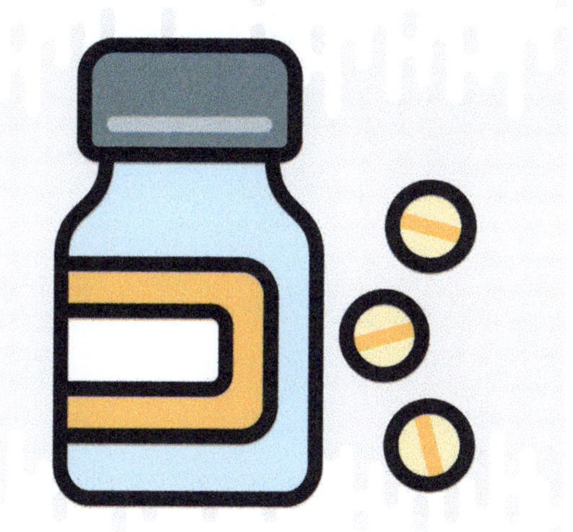

Auch wenn es wirksame Arzneimittel gegen Corona gibt, wird eine Impfung weiterhin erfor-derlich sein.

Danksagung

Mein besonderer Dank gilt all meinen Freunden und Bekannten, die mich mit Fragen zum Thema Corona zu diesem Buch inspiriert haben.

Über den Autor

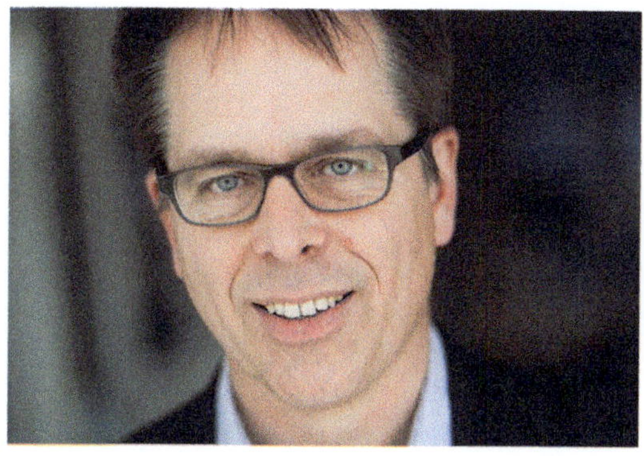

Die Verbesserung der Lebensqualität von Menschen durch hochwertige Arzneimittel fasziniert Dr. Hans-Christian Meyer seit seiner Kindheit. Er studierte Pharmazie in Bonn und erarbeitete eine Doktorarbeit im Bereich Arzneimittelentwicklung an der Universität Hamburg. Als Apotheker verfolgt er aufmerksam alle Entwicklungen auf dem Arzneimittelsektor mit der gebotenen Sorgfalt.

Seit fast 30 Jahren ist Dr. Hans-Christian Meyer in der Pharmazeutischen Industrie tätig, zuletzt im Rang eines Bereichsleiters mit Verantwortung für 3500 Mitarbeiter bei einem global tätigen, forschenden Pharmaunternehmen. Hier erlangte er tiefe Einblicke in die Entwicklung, Zulassung und Herstellung von Arzneimitteln und versteht daher diese Prozesse wie kaum ein anderer.

Index

N

O

P

Q

R

S